「オプティマムヘルス」のつくり方

健康を実感できない日本人のための究極の処方箋

山本竜隆

JN073151

ワニブックス
|PLUS|新書

はじめに

「あなたのその不調は、『自然』が足りないことが原因かも」

このことをみなさんに問いかけた前著『自然欠乏症候群——体と心のその「つらさ」、自然不足が原因です』（小社刊）を出版して、七年が経ちました。その間、日本にはさまざまなことが起きましたが、社会全体が大きく変わってしまった出来事といえば、やはり新型コロナウイルスの感染拡大だということは、改めて言うまでもありません。

感染予防のためと言われて人とのつながりが絶たれたり、都道府県をまたぐ移動の自粛が要請されたりと行動が大きく制限されました。イベントは中止、野球やサッカーなどスポーツの試合は無観客開催と、多くの人は我慢を強いられ、気分転換で外出することもできず、ストレスがたまる一方だったという人も少なくないことでしょう。

こうした時代では、「健康」に対する気持ちにも変化が生まれます。もちろん、病気にならないことを大前提としたうえで、ストレスを感じることなく精神的に安定すること、友達や家族と信頼関係で結ばれ、絆が感じられること、社会で役に立っているという充実感があることなど、さまざまな角度から自分は健康だと感じることができる安心が欲しくなったのではないでしょうか。

一方、未知の感染症が広まる社会では、健康に関する情報も飛び交いました。

昨日聞いたニュースが今日には誤報になるなど、情報に振り回される人が続出し、多くの人が「本当の健康とは？」という問いを持ったのではないかと想像しています。

そうした中で改めてその重要性に気づいたのが、「オプティマムヘルス」という考え方でした。

情報に流されることなく、流行に惑わされることもなく、自分に適した生活と、最適の健康法を見つけること。

それが「自分自身に最適で最善の健康＝オプティマムヘルス」です。

これを実現することで手に入るのは、健康だけではありません。充実した日々、満ち足りた生活と、幸せを実感することができるのです。

そんなオプティマムヘルスはどうすれば実現できるのでしょう。

ぜひ、最後までご一読ください。きっと、明日からの日々が変わるはずです。

もくじ

第一章

「健康」を実感できない現代人

現代人の「平常」に異常あり

もし、いま「健康ですか?」と聞かれたら、果たしてあなたは何と答えるでしょうか。なんらかの病気で治療中もしくは怪我などで痛みを抱えていたとしたら、当然「いいえ」という答えになりますが、病気も怪我もなかったらどうでしょう。胸を張って「はい、健康です」と答えることができますか? 実は、そう答えることができる人は少数だと私は感じています。そうした人たちに「では、いま何かの病気にかかっていますか?」とさらに質問を重ねると、おそらくほとんどの人が「いいえ、病気ではありません」という答えになるのではないでしょうか。つまり、「健康とは言えないが病気というわけではない」、これが多くの現代人、とくに都市生活者の実態です。

健康ではないが病気でもない人たちの多くは、この自分の状態を「当たり前」だと思っています。「このところ帰宅が夜の一〇時をすぎるし、睡眠時間は六時間を切っている。疲れが残っているのを感じるし、毎日だるい気がする」などという症状を自覚していても、「でも、これが普通」と言ったりします。いや、「何も異常はない」と信じていると言ったほうが正解かもしれません。しかも、動悸や頭痛、めまい、不眠といった症状があったとしても、本人は「それほど大事ではない」と取り合わない例もしばしば見受けられるのです。

これらの症状は医師の立場からすると病気の兆候であるとともに、すでになんらかの異常が体内で進行している可能性を疑うサインになるため、当然のごとく正常ではないことを伝えるようにしています。

ところが、それでも当の本人は現在進行中の異常を受け止めようとしません。「発熱していない」「倒れていない」「まだ動ける」「健康診断は今年も受けている」などと言って、いつもの自分の状態と変わりがないと主張するのです。

もし実際に高熱が出ている、起き上がれなくなってしまった、動きたくても力が入らないといった症状が出ていたら、これは由々しい事態。すぐに病院に行くなりして治療を始めなければなりません。しかし、そこまで症状が悪化していないから大丈夫という判断は妥当なのでしょうか。

熱はない、どこも痛くない、時間は少しかかるけれど起き上がることができる、だから病気ではない。けれども健康だと言い切れるほど万全の体調ではない……。こうした状態を、東洋医学では「未病《みびょう》」――未だ病気になっていない、発病前の状態――と呼んでいます。体の状態を「健康」か「病気」かの白と黒に分けるのではなく、健康な状態から病気までがひと続きのグラデーションだと捉える東洋医学では、淡いものから濃いものまでのグレーの状態を「未病」と考えます。そして、現代人はこのグレーの範囲に入る人、すなわち未病の人がとても多いのだと実感します。しかも、それを自覚している人は少数。それどころか、黒の分量が多い濃いグレーの状態でも「大丈夫、なんともない」と主張する人の、いかに多いことか。なぜこうしたことが起きてしまうかというと、そこに現代人の健康に対する勘違いがあるように思えるのです。

もちろん、「病気になっていないこと」が大前提なのは言うまでもありませんが、これだけでは残念ながら「健康」だと言えません。健康の定義はさまざまありますが、少なくとも心身ともに不快感がなく、日々を活力にあふれた状態で過ごせる、それが平常だということが「健康」には不可欠です。

ところが現代人が捉える「平常」は、それよりもっと黒に近いグレーの範囲内にあるように思えてなりません。

健康状態を心配してくれる人に対して、「あちこちしんどいところも多いけれど、まだ動けるから問題ない」と言ってはいないでしょうか。「これが当たり前だから」などとも……。しかし、こんな状態を「平常」だと思っていること自体が異常なのです。体にとっての「平常」はそこにありません。異常な心身状態にもかかわらず「平常」だと言い張って日々を暮らしているだけだということを、まずは自覚する必要があります。

数値頼みで体感が薄い現代人

朝起きたら体がだるい。頭がぼーっとしている……。こうした具合の悪さを感じたとき、ほとんどの人がすることといえば、体温の計測です。三七度台なら会社を休むかどうかは悩みどころだけど、三八度以上となれば会社を休む、病院に行くといった決断をするものです。しかし、体温を計測して三六度台だったらどうでしょうか。おそらくほとんどの人は、「この体温なら大したことはない」と判断し、いつも通りの一日を始めるのではないでしょうか。仮に頭痛がしても、胃の調子が悪くても、下痢が続いていても、平熱だったら「問題ない」と言って、民間薬を飲んで会社に向かう、それが日常だという人の、なんと多いことか。そう、現代人は健康かそうでないかを判断するとき、「数値」を頼りにしているのです。体温なら三七度を超えない限り仕事を休んだり病院に行く必要はない、血圧は一三〇を超えてから対策を始めるといった具合に、現代人のまわりにはさまざまな「数値」が飛び交い、健康を判断するバロメーターになっています。

もちろん、数値は一応の目安になります。しかし、その一方で時代とともに正常値が変動する数値があるのも事実なのです。その代表と言えるのが、血圧。

血圧の基準が最初に医学の教科書に出たのは一九四八年と言われています。その当時は、最高血圧が一八〇ミリメートル水銀柱以上、最低血圧一一〇ミリメートル水銀柱以上が高血圧症とされていました。「中高年の血圧は、『年齢＋一〇〇』」と言われていた時代もあります。寿命が短い時代ならいざしらず、八〇、九〇、一〇〇と年齢を重ねる人が多くなっている現代では、とても受け入れることができない基準だとしか言えません。

国際的な統一基準が発表されたのが一九七七年ですが、そのときも最高一六〇以上、最低九五以上でした。そして二〇〇〇年になると日本高血圧学会が最高一四〇、最低九〇という基準値を発表し、一般的になっています。

ところが二〇一七年、米国心臓病学会（ＡＣＣ）と米国心臓協会（ＡＨＡ）のガイドラインで、高血圧の基準が最高一三〇、最低八〇という厳しい数値に引き下げられ、話題となりました。健康茶のテレビコマーシャルで、「血圧一三〇超えたら」とアピールしていることで、この数値が頭に入ってしまったという人もいることでしょう。もちろん、血圧の数値は低めのほうがいいに越したことがないのは事実です。しかし、アメリカでこの厳しい数値が発表された際には「降圧剤を売ろうとする製薬会社の陰謀」という説も流れました。ことの真偽はわかりかねますが、健康を判断する基準値は、このように時代とともに変わっていくものが多くあるということは、知っておいたほうがいいかもしれません。

このように、さまざまな「正常値」が時代とともに変わっていくことは事実ですし、一般的な「正常値」が必ずしもすべての人に当てはまるというわけでもありません。しかし、ほとんどの人はこれらの「数値」を盲信しているように見えます。これには「自分は医学を学んだわけでもないから、専門家の言うことに従ったほうがいい」という思い込みがあるからではないでしょうか。これは、とくに健康に気を使っている都市生活者によく見られる傾向です。この「専門家＝医者が提示する正常値を基準にする」ことが高じると、本来持っている身体感覚が鈍ってしまい、体が発信している危険信号を見逃してしまう危険性があるのではないかと、私は危惧しています。

勘違いしてほしくないのですが、最高血圧が一五〇を超えても気にすることはない、などと言うつもりはありません。しかし、その一方でめまいがする、頭がぼーっとするなどの自覚症状があるにもかかわらず、熱が三六度台だと「なんでもない」と判断してしまうのは、実はとても危ないことではないかと思うのです。

動物を飼っている人ならわかると思うのですが、動物は体の調子が悪いときに餌を食べず、動こうともせず、ただひたすらじっと寝ていることがあります。体温を測らなくても、何かの数値を調べなくても、自分で「調子が悪い」と感じたら体を休める。それが彼らにとっての体調を整えるための方法なのです。人間も、それと同じではないでしょうか。

体調の悪さを感じて病院に行き、さまざまな検査をしても何も異変が見つからないことは、よくあります。そうしたとき、医師は「精神的なものでしょう」と告げ、休養するようにとアドバイスします。そう、数値に表れなくても異変があることは事実なので、心身を休ませることが必要だと診断しているのです。それにもかかわらず、「それなら大丈夫だ」「数値が正常なら」と思ってしまう人が多いのです。

まず、数値のみならず身体感覚、体が発信しているサインに耳を傾けること、自分が得ている体感を重視することが、健康を保つために必要なのだと、考えを改めてほしいと願わずにいられません。

現代人は自らの過信で不調を招き寄せている

このように、現代人は自分の体がいまどういう状態にあるのかという感覚より、体温などの客観的数値を信じ、自分が健康かどうかを判断しています。

その一方でなんら根拠もないのに「大丈夫」だと自分の健康を過信している人の、なんと多いことか。たとえば、以下の項目で、どのくらい自分が当てはまるのか、チェックしてみましょう。

・睡眠時間が六時間以下でも問題ない
・毎日帰宅が深夜になるが、休日に寝だめすれば回復できると思っている
・昼夜が逆転した生活でも慣れてしまえば支障はない
・帰りが遅いので夕食の時間も遅いが仕方ない
・胸がどきどきしたり、頭がクラクラしたりすることがあっても、一定時間をすぎれば平常通りに戻るなら騒ぎ立てることはない
・胃がムカムカするのはよくあること。市販の胃薬で対処すればよい
・肩こりや腰痛は年齢のせいだから仕方ない
・慢性的な頭痛があるが鎮痛剤で抑えられるので大丈夫

・飲酒には弊害以上にストレス解消の効果があると思う
・健康上の問題はいろいろあるが、もっとひどい状態の人が身近で元気に働いているので、くよくよ悩むことはない
・あちこち調子が悪いことを含めて、それが自分の体調だ

ここにあげた項目は、すべて医師の立場からすれば「健康状態がよくないから、ぜひ検査をしたり生活を見直してほしい」、もしくは「会社を休んで、ゆっくりと体を休めてほしい」と思うことばかりです。

ところが、現代人の多くはこれらの症状を「これくらいで」と軽く捉えてしまいます。このくらいで「異常」とは言えない、深刻に考える必要はないとして、「病院に行く必要も、休みをとる必要もない」と結論づけてしまうことは、日常茶飯事ではないでしょうか。もちろん、発熱や血圧の上昇、または血液検査で異常が見つかるなど数値に異常があれば、「異変が起きている」と自覚するのでしょうが、そもそも「この程度」と思い込んでいるため、数値を調べてみようという発想にさえなりません。

なかには「もし異常があると仕事を休まなければならなくなる。いまはとても休める時期ではないので、あえて検査を受けない」という人もいるかもしれません。そんな確信犯のような人でもなければ、これだけの不安材料を抱えていながら「自分は大丈夫」と思い込んでいるだけなのです。

先の項で、数値よりも体が発信しているサインを捉えてほしい、「何かおかしい」という体感を大切にしてほしいと伝えました。しかし、多くの人は体に異変が起きていても、それを受け止めようとしません。そもそも「自分は大丈夫」という過信は、どこからくるのでしょうか。学生時代に運動をしていたから、親兄弟に大きな病気をした人がいないからなどと理由をあげられたとしても、それが本当に根拠のあるものかどうかはわからないし、「自分の体に問題が起きるはずがない」とか、「みんな同じような生活を送っているから」という確信も、まったく根拠のないものです。それにもかかわらず「きっと大丈夫」と過信をして、生活を改めようとしなかった結果、どんどん健康状態が悪くなり、ある日突然倒れてしまう、といったことが起こりかねません。

現代人は自らの過信のせいで体調を崩し、病気を招き寄せているのだと言えます。

「健康法」を取り入れても健康になれない

このように、現代人には数値に問題がなければ、どのような変調が表れても問題ないと過信しがちな一面があります。こうした生活習慣や体調は、周囲から見れば明らかに正常ではないため、受診を勧められることもよくあるでしょう。「ちょっと顔色が悪くない？」「そんな生活していると体壊すよ」「もしかすると病気かもしれないから、一度検査してもらったほうがいい」など、家族や同僚などからの親身なアドバイスは、自分の健康状態を省みるきっかけとなります。ここで病院に足が向けばよいのですが、毎日遅くまで働いているビジネスパーソンは、なかなかその時間がありません。

そうしたとき、ついつい頼ってしまうのが、ネットの情報。自分の症状を検索して、可能性のある病名を調べる。次にその病名で検索し、治療法や対処法を調べる。これらは体調に不安を感じたとき、ほとんどの人がとる行動です。ところがこうしたネット情報はまさに玉石混淆《ぎょくせきこんこう》で、有益な情報にたどりつく前に偏った情報につながってしまうことが少なくありません。インターネットによる情報収集が現在ほど一般的でなかった時代に比べるといまはネット情報に慣れてきたため、すぐに信じてしまうより一歩引いて見る人が増えてきたことを感じます。より信頼性の高い発信元を探す、複数のサイトをチェックするなどして、より精度の高い情報を得ることは、いまの時代に必要でしょう。

ところがそうした用心深い人でも、身近な人に「試してみたけど、よかったよ」「あの情報は本当だった」と勧められると、比較的真に受けてしまう傾向があります。見ず知らずの人による口コミは話半分に聞くことができても、顔も名前もわかっている人による口コミはつい信じてしまうのです。これは、その健康法を試す前と試したあとを身近で見ているため、「確かによくなっている」と実感しやすい、ということも信用度が増す一因となっています。実際に診察を受けて医師の指導を受けるより、知人など身近な人が試した健康法を自分も取り入れてみることを選ぶ人が多いのは、何より「成果が目に見える」のと「診察を受ける手間が省ける」という二つのメリットがあることが理由だと思います。

病院に行く手間が省けるというのは忙しい人にとっては大きなメリットかもしれませんが、「成果が目に見える」点についてはどうでしょう。確かに、ある健康法を実践して望む結果を手に入れた人がいることは事実です。しかし、それを取り入れたからといって、自分も同じような結果が手に入るとは限りません。

また、サプリメントや健康食品なども、知人の「これ、いいよ」という勧めに従って購入するケースが多いようですが、これも同じように他人に合っていたものが自分にも合うとは限りません。人の体はみな同じように見えて実は千差万別、同じではありません。なのに、どうも人はそのことを忘れてしまうようです。

健康は人それぞれ。「オプティマムヘルス」という考え方

ネットや知人からの口コミで健康情報を仕入れる人は、同時に「アメリカで話題の」という言葉に対して敏感に反応する傾向があるように感じられます。それを証明するかのように、書店ではアメリカの大企業や有名大学の名前をつけた健康本がビジネス書と並んで売られていたりします。考えてみれば、サプリメントを取り入れることも、ジム

やジョギングなどの運動習慣も、発祥はアメリカ。まさに健康先進国といったところでしょう。「病気ではない状態としての健康」にとどまらず、心と体が健全な状態を表す「ヘルス」、さらに踏み込んでよりよい人生を目指すための「ウェルネス」という概念は日本にも定着しつつありますし、健康に敏感な多くの現代人が目指している境地と言えるでしょう。

しかし、二〇年ほど前から、「ヘルス」「ウェルネス」に続く健康観として位置づけられ、定着しつつある「オプティマムヘルス」を知っている人は、まだ少ないように感じられます。

オプティマム（optimum）の主な意味は、「(成長・繁殖などの）最適条件」。形容詞として使われることもあり、その際は「最高の・最適な・至適な」という意味になります。そして、アメリカで定着しているオプティマムヘルス（optimum health）は直訳すれば「最高の健康」「至適な健康」となりますが、この言葉が指しているのは単に「病気ではなく元気な状態」ということだけにとどまりません。オプティマムヘルスという言葉が目指しているのは、一般論ではなく、それぞれの人にとって「最高・最善であり最適な健康状態」ということです。

同じ四〇歳だとしても住む場所、地域の文化や風土、そして、そこで何をしているかによって理想的な生活は変わります。価値観も同様に、何を大切に思っているかはそれぞれ違います。また、二〇代の頃はそれがもっとも体調がよく自分に合っていた生活ぶりが、年齢を重ねるにつれて辛さを感じることもよくあること。つまり、最高・最善で最適な健康状態は、それぞれの人の生活環境、年齢、文化、価値観によって異なるのです。

オプティマムヘルスとは、絵に描いたような理想的な「最高の状態」を目指すのではなく、それぞれの人が自分の置かれた環境・状況の中で適切な習慣や生き方を選び、その人なりのもっともよい健康を実現していくことにあります。重要なのは「これがよい」という絶対的なものがあるわけではなく、人それぞれによって目指すものが違うということ。つまり、自分にとっての最高の健康を目指すのと同時に、自分とは違う人が目指すものを認めることで周囲と調和していくことが求められます。

絶対的な指標があるわけでもなく、誰かの成功例が必ずしも当てはまるわけでもありません。指標も目指す状態も、すべて自分にあるのです。

この状態を目指すには、何より「自分を知る」ことが重要なのは言うまでもありません。次の章から、自分を知る方法、その視点を説明していきましょう。

第二章

自分の「いま」を知ることは健康への第一歩

現代人の生活が不調を生みだす

健康はすべての人の願いです。それにもかかわらず、「そもそも健康とは何か」という根本的な問いを自らに発することなく、ただ「病気になりたくない」「いつまでも元気でいたい」「健康長寿を目指したい」と漠然と思っている……こんな人が多いような気がします。前の章で、一般論の「健康」ではなく、自分にとっての「オプティマムヘルス＝最高・最善で最適な健康状態」を実現することが重要だと伝えました。では、何が最高で、最善なのでしょうか。「自分にとっての最高・最善」を答えるのは容易なことではありません。漠然と「最高とは何か」「何が最善なのか」と考えるより、まず必要なのは「いまの自分の状態」を知ることだと私は考えます。

いまの自分がどんな心身状態なのか、正確に把握することも決して簡単ではありません。なぜなら、前章でも伝えた通り、現代人は自分が不健康な状態でいることに気づいていないからです。多忙なあまり生活サイクルがおかしくなっている、周囲の環境が不自然な状態になっている……。とくに都市で生活し、働いている現代人のほとんどがこうした状態になっています。ところが、それを「おかしい」「健康的ではない」と自覚している人は少ないのではないでしょうか。あるいは、気づいていたとしても「仕方のないこと」と諦めていたり、そんな生活習慣や体調には慣れていると思っていたりするのかもしれません。

しかし、頭では「こういうもの」と思い込んでいたとしても、体はそうではありません。「おかしな状態」に反応するかのように、サインを発しています。それが、いわゆる「不調」の正体です。

不調と言ってもその症状はさまざまですが、都市で生活し働く現代人にとっては、常にスッキリして元気いっぱいの状態よりも、いまひとつ調子が悪いといった状態のほうが「よくあること」になっているケースが多いように思えます。そしてその状態を、「こういうもの」だと諦めている、あるいは受け入れている人がほとんどではないでしょうか。しかし、これは人間として健康な状態だとは言えないのです。

人間の体は一朝一夕に変わるものではありません。先祖が送ってきた暮らしといまの生活の違いが大きければ大きいほど、気づかないうちに健康が蝕まれていきます。それでも若い頃……社会に出てから三〇代前半までは、持病があるとか体質的に病気になりやすいといった理由で「体が弱い」という自覚がある人以外は、「健康」というものをことさら意識しないで過ごしていたことでしょう。どんなに疲れていても一晩眠れば新しい一日を爽やかに迎えることができたし、休みの前日にハメをはずして暴飲暴食をしても、その影響が翌日以降に持ち越すことはなかったはずです。仕事が立て込んでいて深夜を回るまで働いていた、いつの間にか朝を迎えていたという日があればさすがに疲れはピークに達したことでしょうが、それでも一日ゆっくり休めば、完璧とは言わないまでも、その影響をある程度は消すことができた、という人は多いのではないでしょうか。

しかし、三〇代半ばを超えたあたりから、以前と比べて疲れやすくなっていき、体力が落ちてきたことを感じるものです。いままでは乗り越えられた疲れが睡眠をとっても解消されずに残っていく。そのうえにさらに新たな疲れが重なっていく。まさに「年をとった」と痛感する瞬間でしょう。

もちろん、年齢を重ねるほど体力は落ち、回復力は衰えていくのが自然の流れ。そのこと自体には昔もいまもなんら変わりはありません。ところが、現代人が抱える不調を医師の立場から見ていると、どうも原因が加齢だけではないような訴えが多いのです。

たとえば、クタクタに疲れているのに眠れない、眠りについてもちょっとしたことですぐ目が覚めてしまうという、睡眠の質に対する訴え。

しっかり眠ったはずなのに、体の芯が重く感じたり、だるさを感じたりするという不快感の訴え。

仕事などで忙しい日々が続くと、動悸がする、頭痛やめまいがする、胃のあたりがムカムカする……といった訴えも珍しいものではなくなりました。

西洋医学では血液などの数値やレントゲン、内視鏡といったさまざまな方法で検査を重ね、異常がなければ「病気ではない」と診断します。それにもかかわらず不調の訴えがあるとき、まさに便利に使われているのが「精神的なもの」「ストレスからくるもの」といった言葉ではないでしょうか。精神的なものだから深刻に悩むな、ストレスをなくせと言われているようなもので、言われたほうとしては「それができれば苦労しない」と反論したくなるところです。

このようなことが続くと、「多少の調子の悪さは仕方ない」「若くないんだから仕方ない」と諦めの境地に入るのも無理はありません。そして、少々調子が悪い、いわば低空飛行の状態が自分の平常の姿だと思い込んでしまうのです。そう、高度が低くても飛び続けることができるならいい、というように。

気にはなるけれど、いちいち対応していられないというのが、忙しい現代人の本音でしょう。しかし、医師の立場からすると、そうした小さな違和感や不調を見落としてほしくないのです。

それと同時に、なぜ現代人はこうした不調を抱え込みながら低空飛行を続けてしまうのか、そこに焦点を当てることも必要です。

そこには、都市生活ならではの生活スタイルが大きく関係しているのです。

都市生活者ほど健康に問題を抱える

病気のリスクに地域差があることは、よく知られています。たとえばいまや二人に一人が罹患し、もはや国民病とも言われるがんも、地域によって死亡率やがんになる部位が異なります。参考までに、がんの部位別に死亡率が高い地域を示しておきましょう（国立がん研究センターがん情報サービス「人口動態統計による都道府県別がん死亡データ　部位別七五歳未満年齢調整死亡率」二〇一九年調べより）。

胃がん……東北地方の日本海側での死亡率が高い
肝臓がん……西日本での死亡率が高い
肺がん……男性は近畿地方での死亡率が高い
乳がん……大都市圏及び東日本で死亡率が高い
白血病……九州・沖縄地方で死亡率が高い

白血病が入っているのは「血液のがん」という分類でしょう。

がん以外でも脳血管疾患による死亡が多い地域、心疾患による死亡が多い地域など、都道府県によって死因に違いがあることは、よく知られています。これはそれぞれの地域によって味の好みや生活習慣などに違いがあることから生じるというのが定説です。

同様に、「病気とは言えないけれど体調が万全ではなく、疲れやだるさなどの調子の悪さがある」という「未病」を抱えている人にも地域差があると私は考えています。現時点で統計が取れているわけではありませんし、「未病」と判断できる専門家が少ないのはみなさんもご存じの通りです。しかし、実際に医者として多くの人の健康状態に対峙している身からすると、「都市生活者ほど健康に問題を抱えている、すなわち未病の人が多い」というのはまぎれもない私の実感です。

これは大人だけの話ではありません。子供を含む若年層も、同じように都市で生活している人ほど、不眠や疲れやすさ、だるさという悩みを抱えているケースが多く、そればかりかイライラしやすい、怒りっぽい、憂うつな気持ちになりやすいなど、精神面にも問題が生じます。

どうしてこのようなことが起きるのか、私はその理由に「自然」があるのだと確信しています。

すべてが揃う都市生活で絶対に不足するのは「自然」

「心と体に辛さを感じてしまうのは、『自然』が不足していることに原因がある」として、私が前著『自然欠乏症候群』（ワニブックス【PLUS】新書）を出版したのは二〇一四年のことでした。元号が変わり二〇二〇年代に入ると、暮らしを取り巻く技術はますます進歩しました。外出時、行きたい場所の地図はもちろんのこと、電車の乗り換えを含む交通手段はパソコンを開くまでもなくすぐに調べることができます。一〇分後の天気もたちどころにわかります。帰宅時間に合わせて外出先からエアコンを操作することも、材料を切るだけの手間で複雑な料理をつくり上げることも、ひと昔前なら夢の技術だったでしょうが、いまでは指先ひとつで簡単に実現できます。昔の映画がもう一度見たくなったときや、気になる音楽を聴きたくなったときも以前のようにわざわざレンタルショップに行ったのにお目当てのＤＶＤやＣＤがレンタル中で、無駄足になったとガッカリすることはもうありません。いつでも自宅のパソコンで見ることや聴くことができるのです。名店の料理が食べたいときは、わざわざレストランに予約する必要はありません。アプリを立ち上げて操作するだけで、自宅まで届けてもらうことができます。有名カフェの特別なコーヒーを飲みたくなったときも同様です。

外での活動も、都市生活者ほど多岐にわたります。新型コロナウイルス蔓延防止のための自粛要請が出る前なら、たまには生演奏が聴きたいなと思ったら、探せばどこかで必ずライブをやっていたし、朝まで遊んでいたいという欲求も、自宅や会社以外の集中できる場所で一晩中仕事することも、真夜中に運動することも、どんなことでも可能でした。「手に入らないものはない」と思えてしまう、それが現代の都市生活だったのではないでしょうか（残念ながらこの状況はコロナ禍により一時的にストップしてしまいましたが）。

しかし、それは都市生活者の錯覚にすぎません。都会では唯一「自然」だけが十分に手に入らないのです。

都会の「自然」は不自然な姿

「都市生活では『自然』が手に入らない」と言うと、「そんなことはない。都会にも緑あふれる空間はあるし、住まいで植物を育てたり、動物を飼ったりすることはできる。山奥に行かなくても、都心部でキャンプができる施設もある。都会には『自然』がないというのはただの思い込みだ」という反論が聞こえてきそうです。

確かに、高度経済成長期に比べれば、都市の環境はずいぶんマシになりました。街なかを流れる川に生活排水が吐き出されることはなくなり、都市部の河川にも魚の姿が見られるようになりました。工場からの排煙や自動車からの排気ガスも規制が進み、空気もきれいになりました。公園も整備されて緑が増え、自宅の庭やマンションのベランダ、室内で観葉植物を育てる人も多くなっています。山に行かなくてもアウトドア気分を楽しめる施設も増え、旅行しなくても温泉を楽しめるなど、都会にいても「自然」を味わうことは、昔よりできるようになったかもしれません。

しかし、都会人が日常で堪能している「自然」は本物なのでしょうか？

現代人が「癒し」の一環として「自然」を求めていることは、間違いないでしょう。美しく、清浄で、穏やかで、優しい。それが現代の都市生活者が夢想し、欲している自然の姿です。ところが、「自然」にはそうした一面だけでなく、相反する面、不潔で危険な面もあるし、何より人の生活に決して合わせてくれない不便な面があるのです。

たとえば、植物はきれいな空気と香りを分けてくれますが、土をいじったり、害虫を駆除したりといった汚れ仕事をしなければなりませんし、動物と暮らすにはトイレの始末や臭いとの付き合いは欠かせません。

そうした都合の悪い部分を排除して快適な部分だけを味わおうとすること自体、すでに〝不自然〟だということに、都市生活者はそろそろ気づく必要があります。

そもそも「自然」とは何か

「自然」とは何かと考えたときに、広大な森だったり海だったり、「手つかずの」と形容されるような、人の手が入っていない環境を思い浮かべる人がほとんどではないでしょうか。

辞書では、「自然」には「山や川、草、木など、人間と人間の手の加わったものを除いた、この世のあらゆるもの。人間の手の加わらない、そのもの本来のありのままの状態。天然。」（『大辞泉』より）という意味があります。多くの人がこの言葉から真っ先に想像するのは、まさにこの意味での「大自然」でしょう。

しかし、この言葉には「そのものに本来備わっている性質」（同）という意味もあることを、つい忘れてしまってはいないでしょうか。

たとえば、季節の巡り。冬の寒さが次第にゆるみ、植物が芽生え始めると春になり、気温が次第に高くなっていきます。さらに気温が上昇するとともに湿度も高くなり、蒸し暑い梅雨の季節が訪れ、前線が通りすぎると夏になります。気温はぐんぐん上昇し、少し歩いただけで汗をたくさんかき、体力を消耗する夏の時期は年々長く過酷になっていますが、それでもようやく風が吹き始め、季節は秋に。気温はゆっくりと下がっていき、木の葉は落ち、凍えるような寒さの冬を迎えます。その数ヶ月後には春を迎え、春はやがて夏に、夏は秋に、秋は冬にと、気温や湿度の変化とともに季節は正しく変わり続けます。

太陽が東の空に顔を出すと朝になり、西に沈むと夜になるという一日の流れも同様です。日中は明るく、日没後は暗くなるのも、自然の営みです。

人間はこの自然の営みに合わせて生きてきました。

すなわち、太陽が空にある明るい間に活動し、日が沈んだあとは活動をやめる。外界の気温に合わせて衣服を調節する。暑い季節は無理をせず、寒い季節は風邪などをひかないようにする。こうしてそのときの環境に合わせて万全な対策をとって生活してきました。食べるものも同様に、その季節に収穫された野菜や穀物を食べていましたし、肉や魚などの動物性タンパク質も、その季節に手に入りやすいものを食べていました。食糧の乏しい季節には、旬の時期にとって乾燥や発酵をさせて保存性を高めた食糧を食べていたのです。

こうして環境に合わせて日々を送る人間の体にも、朝になると目が覚め、夜になると眠くなるという一日のリズムや、気温が高くなると体温を下げる、寒くなると熱を逃がさないようにするといった季節ごとのリズムが生まれます。

これらの働きが、人が生きていくうえで欠かせない「自然」なのです。

前著『自然欠乏症候群』で私は、「現代人には『自然』が足りない」と警鐘を鳴らしました。これに賛同し自然環境に身を置くことの大切さに気づいた方々は多く、私も喜ばしく思っています。

しかし、ここまで述べてきたように、大切なのは自然環境だけではありません。人間の暮らしや体のリズムも、本来の姿、「自然」に戻すことが必要なのです。

自覚してほしい、現代人が送る不自然な暮らし

「都市生活者には『自然』が足りない」と言うと、ほとんどの人が「そりゃそうでしょう。それが都会だから」と答えるかもしれません。しかし、私が問題としたいのは、「環境としての『自然』」だけではありません。前の項で説明したように食生活をはじめとする、人間が本来送ってきた生活様式を含めての「自然」が不足しているのが現代人であり、とりわけ都市生活者はきわめて不自然な毎日を送っていることに気づいてほしいのです。ところが、都市生活は不自然な反面、便利で快適という面があります。そうした魅力的な面ばかりを享受するうち、不自然な日常が当たり前になってしまう……。それはある意味で都市生活の落とし穴だと言えます。その落とし穴にはまり込んでしまうと、自分自身が「自然」からかけ離れた日常を送っていることに気づくことができなくなってしまうのです。

いまの暮らしが自然に恵まれた環境からかけ離れているのと同様に、自分自身が不自然な存在になっているかもしれません。そのことを知っていただくために、いかに都市

生活が「自然」から離れているか、改めてあげてみましょう。ご自身の生活を振り返りながら、読み進めることをお勧めします。

●夜が訪れない

「不夜城」という言葉があります。もともとは中国にあったとされる「夜でも太陽が出ていた古代都市」を意味する言葉だそうですが、日本では「夜でも灯火やネオンが絶えることなく、昼のように明るく賑わっている繁華街」を指す言葉として使われてきました。ところがこの言葉、最近ではあまり耳にしない、少々古臭い表現になってしまいました。それは、ひと昔前は異様な光景だった「深夜でも昼のように明るい」ことが、すっかり当たり前になってしまったからではないでしょうか。

さすがにネオンがギラギラしている場所がどこにでもあるというわけではありませんが、都心部から離れた住宅地でも、コンビニや飲食店、ファストフード店など深夜になっても煌々と明かりがついている場所はたくさんあります。現代人にとっては、「夜になるとすべての活動がストップし、わずかな外灯を残して暗闇に包まれる」という状況のほうが珍しいのかもしれません。

防犯の観点から言えば、夜でも明るいのは安全ですし、犯罪に巻き込まれる心配も少なくなります。夜になって仕事から帰る大人たちだけでなく、部活や塾から帰る子供にとっても明るい夜は安心できます。

しかし、「本来の自然な姿」から考えると、どうでしょう。日が落ちて夜になると、あたりは暗くなるのがあるべき姿です。

都会生活が長くなってくると、夜空に星が見えないのが当たり前になっていませんか？　田舎に行くと満天の星空に驚いて、「やはり空気がきれいだから」と思ってはいないでしょうか。もちろん、空気が澄んでいることは星がきれいに見える条件のひとつです。しかし、都会の夜空に星が見えないのは、空気が汚れているのではなく、地上が明るすぎることに原因があります。

「不夜城」という言葉が死語になるほど、夜だというのに明るくて星も見えないのが当たり前のことになってしまったのかもしれません。でも、この状況はやはり不自然なのだと、知ってほしいと思います。

●地球リズムと体内リズムの乱れ

西に日が沈めばあたりが暗くなり、夜になるのが本来の自然の姿ですが、現代では何時になってもまばゆいばかりの照明が絶えることはありません。これは働く人にとっては活動時間が長くなることにつながり、経済活動も活発になるというメリットのほうが大きく感じられることでしょう。そのため、「夜になっても明るいのは不自然です」と言っても、「それはそうかもしれないけれど、明るいほうが便利だし、とくに問題ないでしょ？」と考える人のほうが多いように見えます。

しかし、「夜になっても明るい」という環境は、健康状態に大きな影響を与えることをご存じでしょうか。

すでに一般的になっている「体内時計」という言葉があります。これは、人間の細胞に備わっている時計のような仕組みで、この働きにより夜になると眠くなり、朝になると目が覚めるというリズムを刻んでいます。それだけでなく、一日の活動に合った体温や血圧、ホルモン分泌のリズムをつくっているのも、この体内時計のおかげ。この仕組みは人間以外の地球上のすべての生き物にも備わっており、体内時計が得られなかった生物は進化の過程で滅んでいったと言われています。

体内時計が正常に働くために欠かせないものが、日光です。すでにご存じかもしれませんが、本来、人の体に備わっている時計は、一日二五時間（二四時間一五分という説も）で、これに従っていると次第に一日二四時間という地球のリズムとずれが生じ、どんどん眠る時間がずれていくことになります。そしていつしか昼に就寝し、深夜に目覚めるといった生活になりかねません。ですから、地球の時間と合わせて生きるためには、一日に一回、体内時計をリセットする必要があるのです。この体内時計のリセットに大きな役割を果たすのが、日光。朝、目が覚めて太陽を見ると、体内時計がリセットされ、新たな一日を始めることができます。

この仕組みをもう少し詳しく説明しましょう。夜になり周囲が暗くなると、脳の視床下部から睡眠を司るホルモン、メラトニンが分泌されます。すると、その作用で深部体温が少しずつ低下して眠気が出て、やがて眠りに落ちます。そして朝がきて日光を浴びるとメラトニンの分泌が止まるため、目が覚めます。これが人間の祖先が屋外で寝起きしていたときに獲得した睡眠と覚醒のメカニズムです。

夜になっても眠れない、朝になっても起きることができないといった睡眠の悩みを持つ現代人はたくさんいます。なかには睡眠導入剤などを利用している人もいるかもしれません。しかし、それは自分の生体リズムが乱れ、地球のリズムと合わなくなってしまったことが原因になっている場合が多いのです。では、なぜそうしたリズムが乱れてしまうのでしょう。もうおわかりですね。夜になっても明るい環境にいること、夜遊びでまばゆい照明を浴びること、深夜までパソコンやスマートフォンなどを操作して、画面からの強い光を見ること。これらが重なって自然に備わっている体内時計が狂ってしまうことが根本原因なのです。

シフトの関係で昼夜逆転の生活を強いられている交替勤務の人は少なくありません。そうした人たちの多くが、睡眠リズムの乱れや頭痛、だるさ、疲れやすさといった病気とも言えない不調に悩まされています。そのため、こうした働き方をしている人は、年二回の健康診断が義務化されているのです。このことからも体内リズムの大切さがわかるのではないでしょうか。深夜まで明かりが煌々とともったオフィスでパソコンに向かって仕事をしている人、ネオンが輝く夜の街に繰り出して遊ぶ人も、同じように病気とも言えない不調に悩まされるのは同じ理由です。

体内時計の仕組みは、太古の昔から続く「自然」のリズムです。これに従うことは、健康を守るために欠かせない工夫だと言えるでしょう。

●快適さが体温調節機能を阻害する

人が快適に過ごせる気温と湿度は季節によって変化しますが、温度計・湿度計メーカーによると、夏場は気温二五度から二八度で湿度は四五パーセントから六〇パーセント、冬場は気温一八度から二二度で湿度五五パーセントから六五パーセントだと言われています。南北に長い日本列島に当てはめると、夏は北海道、冬は九州・沖縄地方で過ごすことができれば、年間を通して快適な日々が送れるのかもしれません。しかし、それを実現できる人はまれでしょう。人はどんな気候だとしても、特定の土地に住み続けるのが当たり前。そのため年間を通して快適な生活、というわけにはいきません。

とくに近年は温暖化が進んでいるため、盛夏には四〇度近くまで気温が上がる地域が増えていますし、熱中症で命を落とす人のニュースは夏になると毎日のように流れてきます。そうした環境では、どんなに暑くてもスイッチひとつで室内を快適な気温と湿度にできるエアコンは、まさに命をつなぐための生活必需品だと言えるでしょう。

その使い方も、年々変わってきており、「タイマーを利用して睡眠中はエアコンを消すようにする」とされたのは、もはや昔の話。いまは熱中症を防ぐために一晩中エアコンをつけたままにすることが推奨されています。

このように、エアコンなしでは夏を乗り切ることができなくなっているのが現代人ですが、それに呼応するように夏に体調不良を訴える人が多くなりました。体のだるさ、疲れといった、いわゆる夏バテの症状はもちろんのこと、頭痛や腰痛、肩こり、女性では手足の冷えや生理不順といったトラブルが生じることもあります。こうしたエアコンの使いすぎによる体調不良を総称して「冷房病」と呼んでいます。

そもそも人には自律神経という、暑いときは体温が上がりすぎないように汗をかいて体を冷やす、寒いときは血管を収縮させて熱を逃がさないようにするといった仕組みが備わっています。自律神経が対応できる温度差は五度以内だとされていますが、猛暑の屋外とエアコンで涼しく調整された室内の温度差が一〇度を超えることは、昨今珍しくありません。その大きすぎる温度差を行き来するうち、自律神経の働きが乱れて冷房病を引き起こすのです。

ここ数年、ＩＴ化が進んで出勤から退勤まで外に出ず、オフィスにこもって仕事をするという企業が多くなっています。自宅で過ごしている人も買い物をネットで済ませることが可能になり、「外に出る機会」がどんどん減っていることを感じます。こうなると、人の体も「夏でも快適温度」の環境に慣れ、汗をかく機能が衰えていきます。

「夏でも汗をかかない」と聞けば爽やかな印象かもしれませんが、汗には体内にこもった熱を放出させて体温の上昇を防ぐという役割があることを考えれば、それが体にとってどれほど悪影響を及ぼすか、想像がつくのではないでしょうか。実際、汗をかきにくくなっているどころか、汗がかけないという症状に悩んでいるケースも増えています。

「汗っかき」「汗臭い」など、汗にはネガティブなイメージが持たれがちですが、暑いときに汗をかくという自然の仕組みが乱れていることに、もっと危機感を持つべきだと思えてなりません。

●「旬」と「土地のもの」の喪失

「日本は四季のある国」という表現があります。温暖化により春と秋が短くなっている、夏は猛暑が続き、冬の寒さがゆるくなっているという傾向はあるものの、まだ春夏秋冬でそれぞれの美しさが楽しめているのではないでしょうか。

そうした日本の四季を楽しむうえで欠かせないのは季節ごとの美味、旬の味です。古来より日本人は秋のマツタケ、春のタケノコなどその季節にしか味わえないものを楽しんできました。しかし、それが年々薄れていることにお気づきでしょうか。

その代表的な例としてあげられるのが、イチゴ。本来は春の果物でしたが、いまでは通年店先に並んでいます。キュウリが本来夏の野菜であることを忘れてしまっている人もたくさんいるのではないでしょうか。農作物に限らず、海の幸も同様で、「夏にサンマを食べる」という、昔の日本人が聞いたら驚くようなことが普通になっています。

「旬」を辞書で引くと、「魚介類や蔬菜《そさい》・果物などのもっとも味のよい出盛りの時期」（『大辞泉』より）とあります。強引に英語に置き換えれば「seasonal（季節の）」ということになるのでしょうが、日本独特の表現です。「出盛り」という言葉の通り、旬は収穫量が増える時期を指す表現でもあります。農業技術が発達していなかった時代は、あえて「旬の」と断りを入れなくても、保存食を除けばその時期に採れたもの以外を食べることはできませんでした。イチゴは春だけ、スイカは夏だけ、サンマは秋だけの食べ物だったのです。ところがいまやほとんどの食べ物が季節を問わず食べられるようになりました。

それだけではありません。特定の地方でしかとれない果物や魚などの「土地のもの」も、ほぼ全国どこでも新鮮な状態で食卓に並べることができるようになっています。これらはすべて、農業技術や保存技術、流通の発達のたまものです。新鮮な食べ物が手に入らない季節を耐えなければならなかったり、凶作の年は深刻な食糧不足に悩まされたりした時代を思えば、技術の発展に感謝するべきかもしれません。

しかしながら、本来なら育つはずがない季節のものや、海外からやってきたものが食卓に並ぶ状況というのは「自然」な状態とは言えないと、私には思えてなりません。

明治時代から日本に伝わる食運動に「身土不二《しんどふじ》」という言葉があります。これは「身体と土地はつながっているから、体のためには暮らしている土地のものを食べるのがよい」という食に対する考え方です。身土不二についてはのちほど詳しく説明しますが、先祖が当たり前のように取り入れていた食べ方と現代人の食生活があまりにも違うことを、この言葉は気づかせてくれるのではないでしょうか。

●私たちをとりまく電磁波

日本で初めて電灯がともったのは明治一五（一八八二）年。私たちの先祖が〝電気〟と出会ってから約一四〇年が経っています。そこから電気は急速に普及し、その依存度は時代が進むにつれてどんどん高くなっています。電気が普及し始めた頃なら、たとえ電力の供給が止まっても電灯がつかなくなったくらいで済んでいたことでしょう。冷蔵庫や洗濯機などの家電が普及し始めた時代でも、停電したら食料は井戸水につけて冷やしたり、手で洗濯したりと、なんとかしのぐことができたはずです。

しかし、いまではどうでしょう。とくに都市生活では電気への依存度が高く、電力供給の停止はそのままライフラインの断絶に直結します。オール電化の家では炊事も入浴も不可能になるし、高層マンションではエレベーターが動かなくなるため食料を買い求めにいくこともできなくなり、給水ポンプは電気で動いているため水道も使えなくなってしまうのです。

このように、もはや「それなしでは生きていけない」という存在になった電気が、人体にも影響していないのでしょうか？

そこで、よく耳にする〝電磁波〟です。そもそも電磁波とは電磁界を伝わる波のこと。電磁界とは電界、つまり電気のある空間（場所）と磁界、つまり磁気のある空間（場所）が組み合わされたもの（経済産業省ホームページ「電磁界とは」より）。電磁波は波のような性質を持っていて空間を伝わっていき、送電線など電力設備や家電といった電流の流れるところに発生します。電磁波にはさまざまな種類がありますが、その強さからおおまかに放射線、光、高周波（電波）、中間周波、超低周波に分類され、その代表的な用途は次の通りになります。

・放射線………放射線（ガンマ線）治療、レントゲン検査など
・光……紫外線による殺菌灯や日焼けサロン、赤外線リモコン、赤外線ヒーターなど

・高周波（電波）………ボディスキャナ、テレビ放送、電子レンジ、携帯電話、無線LAN、FMラジオなど
・中間周波………ICカード、ラジコン、AMラジオ、IH調理器など
・超低周波………電力設備、家電製品

これを見れば、私たちの生活の中に電磁波を出すものがたくさんあることがわかるでしょう。自然界にも電磁波はありますが、家の中では電子レンジやエアコン、テレビといった電化製品から電磁波が出ており、とくに前述したようなオール電化の家では放出される電磁波の量も多くなります。また、家の外でも消防の無線、デジタル携帯電話基地局からの電波、自動ドアなどから電磁波が出ており、現代人、とくに都市生活を送る人はまさに「電磁波の中で生活している」といって過言ではありません。

では、これら電磁波は人体に影響がないのでしょうか。携帯電話がスマートフォンにとってかわり、進化を続けるにつれ、そこから発生する電磁波の影響を心配する人が増えてきました。電波が人体に与える影響を科学的に解明するための研究は五〇年以上の

歴史があり、国として万全の対策がとられているのは事実です。しかし、だからといって「電磁波が人体に与える影響はゼロ」と断言することはできません。実際に電磁波に囲まれた都市生活で不眠や不調に悩まされる人が年々増えているのは事実ですし、科学的根拠はないとされながらも、皮膚がチクチクする、頭痛やめまいが起きるといった「電磁波過敏症」を訴える人がいることも確かです。そうした人たちが携帯電話もつながらない自然の中で数日過ごすことによって、日常生活で感じていた不調が消えたという例を、私はいくつも見てきました。

「電気」が私たちの暮らしの中に登場してから二〇〇年も経っていません。つまり先祖たちは電気と無縁の生活をしていたし、いまのように暮らしの中に電磁波が飛び交うようになってから、まだ数十年しか経っていないのが現実です。それを思うと、人体に影響を与えるかどうかという議論を抜きにしても、電磁波が飛び交う環境は、人にとって不自然であるということだけは言えるのではないでしょうか。

●抜けない電気

私たちの祖先は、「電気」を使わない生活をしてきました。しかし、だからといって「電気」とまったく無縁だったというわけではありません。電気は人工的につくることも可能ですが、自然界に存在する電気もあります。その代表的なものが雷であり、冬場に起きる静電気です。一方、人の体の中でも電気が流れていることをご存じでしょうか。たとえば目の前にリンゴがあるのを見て、手にとろうとするとき、まず目で見たことが微弱な電気信号となって脳に伝わります。そして脳から「リンゴを手に取れ」という信号が手の筋肉に伝わり、実際にリンゴに手を伸ばして取る、というように見聞きしたもの・やりたいことが弱い電気信号となって目や耳から脳へ、脳から手足へと瞬時に伝わっているのです。

人の体内で常に電気が流れていることは自覚できなくても、健康診断で心電図をとったことはあるのではないでしょうか。これはまさに、心臓の動きで発生する電気信号であり、その波形から心臓に異変があるかどうかを調べることができるのはご存じの通りです。心電図と同様に、脳の電気信号を調べる脳波の検査も、脳の病気の早期発見に欠かせません。

また、冬場にドアノブなどに触れた瞬間、バチッと痛みが走る静電気も、日常的に発生する電気のひとつ。ちなみに、静電気はもの同士が摩擦するときに起きるのですが、乾燥しているほど発生しやすく、また天然素材ではなく化学合成繊維を身につけているほうが発生しやすいという特徴があります。昔より静電気が発生することが多くなったと感じているなら、エアコンによる皮膚の乾燥や身につけるものに化学合成繊維が増えているということにも原因があるのかもしれません。

これらの電気は先祖たちも体験したと思われますが、現代では前項で説明した通り、生活の中で常に電磁波を浴びていることにも注目しなければなりません。つまり現代人は、そもそも体内に流れる電気のほか、環境の変化により量が多くなっている静電気や身のまわりの電磁波により、多くの電気をため込んでいる、つまり帯電している可能性が高いのです。通常なら空中や肌に含まれる水分を通して自然に放電されるため、体内に過剰な電気がたまることはありません。ところが、最近はエアコンの影響により空気も肌も乾燥しているため、うまく放電できなくなっています。

さらに見逃せないのが靴の問題です。本来、体にたまった電気は、足がアースとなり地面に接するたびに自然に放出されていました。人類が裸足で生活していた時代は、おそらく静電気に悩まされることなどなかったことでしょう。また、電気を通しやすい革（その他、布や藁《わら》などの天然素材も同様）なら、立っているだけで電気は放出されていました。しかし最近は、底に合成ゴムや、人工皮革などの人工合成素材が使われている靴が多くあります。これらの製品は安価なうえ滑りにくいので需要が高いのですが、電気を通しにくいため、地面に放出されることがなくどんどん電気が体内にたまっていってしまうのです。

このように、さまざまな要因が絡み合い、現代人はかつてないほど体の中に電気をため込んでいます。このことが健康にどのような影響を与えるのか、科学的な解明はまだされていませんが、少なくとも不自然な状態であることは間違いないでしょう。

●浅い呼吸

私たちはとくに意識することなく、日々息を吸い、吐き出しています。何気なく「息を吸う」と表現していますが、その仕組みは複雑です。まず、口や鼻から吸い込んだ空気は気管に入ると、二つに分かれた気管支を通って左右の肺に入り、さらに細かく分かれた肺胞というごく小さな袋状の組織に入ります。肺胞の表面は網の目のように枝分かれした血管におおわれており、ここで空気中の酸素を血液中に取り込み、不要な二酸化炭素を肺胞に移動しています。たっぷりと酸素を取り込んだ血液は、脳、臓器、筋肉など体のすみずみまで運ばれ、それらが働くエネルギーを生成しているのです。

生命維持に欠かせない「呼吸」は「吸って・吐く」を一回とすると、成人で一分間に一二～二〇回が「正しい呼吸」とされています。これに対して、一分間に二〇回以上呼吸をしている状態を「浅い呼吸」といいます。浅い呼吸は「呼吸の質が悪い」とも言われますが、その理由は吸い込む空気の量にあります。正しい呼吸で吸い込む空気の量が一回につき約五〇〇ミリリットルなのに対し、浅い呼吸では約二五〇ミリリットル、およそ半分しか空気が吸えていません。それだけでなく、浅い呼吸では吸った空気の一部が肺に届かず気道にとどまってしまい、肺に届く空気の量は正常な呼吸の三分の一にまで減ってしまうのです。これでは体のあちこちまで酸素が十分に行き届かなくなってしまいます。

最近、呼吸が浅い人が増えていると言います。その理由はいくつかありますが、パソコンを使ったデスクワークが多いうえ、スマホの使用時間が長いという現代人特有の生活習慣も呼吸に影響を与えています。パソコンやスマホを使っていると背中が丸まり、首が前に出た猫背の姿勢になりがちです。猫背になると「巻き肩」と呼ばれる肩が前に出た状態になり、胸郭が圧迫されます。そのため肺いっぱいに空気を吸い込みにくくなってしまうのです。また、現代人と切っても切れない関係にあるストレスも、呼吸に影響を与えています。呼吸は肺の下にあるドーム状の横隔膜が上下することで行われているのですが、ストレスを感じると心身が緊張状態になり、横隔膜が動きにくくなってしまいます。そのため、呼吸が浅く、早くなります。

また、コロナ禍でマスクをつけて過ごす時間が長くなっていることが、呼吸に影響を及ぼしていることも見落とせません。鼻で呼吸すると、マスクに邪魔されて空気が入ってこないため、少しでも楽に空気を取り込もうと、口で呼吸をするようになってしまいます。口呼吸は鼻呼吸より呼吸が浅くなるため、十分な酸素が取り込めなくなってしまうのです。このように、さまざまな要因から以前に比べて呼吸が浅くなり、体内に十分な酸素を取り込めなくなっていることは、もはや間違いありません。

呼吸が浅いと酸素と二酸化炭素の交換も正常に行われなくなるため、体内の酸性とアルカリ性のバランスが崩れてしまいます。頭痛やめまい、疲労感、だるさ、肩こりや腰痛といった現代人の不調は、浅い呼吸も原因のひとつなのです。それだけではありません。脳に十分な酸素が供給されないことによって集中力が低下することも大きな問題です。さらに、浅い呼吸によって緊張状態を司る交感神経優位の状態になり、免疫力が低下するという結果も招いてしまうのです。

私が主宰している施設には、都会生活での疲れを癒やしに来る方が少なくありません。そうした方と一緒に自然の中を散策すると、心の底からしみじみと「こんなにたっぷりと息を吸ったのは久しぶり」と漏らすことがよくあります。この項の最初に記した通り、私たちはとくに意識することなく、一分に一二〜二〇回、つまり一日に約一万七〇〇〇回から二万八〇〇〇回、呼吸をしています。しかし、「しっかりと息を吸って新鮮な空気を体に取り込み、しっかりと息を吐いて不要なものを体から出している」でしょうか。

ここ数年、「呼吸法」が注目されるようになってきたと感じます。昔は誰かに教わらなくても自然にできていた正しい呼吸が、いまではあえて意識しなければできなくなっているのは、もしかすると異常なことなのかもしれません。

余談になりますが、空気のよくない場所では無意識のうち呼吸が浅くなります。これは人間に備わる生体防御反応なのかもしれません。

●地面と離れて生きるという究極の不自然さ

かつて暮らしていた都心を離れ、富士山麓の朝霧高原に生活の拠点を移した私ですが、コロナ禍以前は学会などで都心に行く用事が毎月のようにありました。そのたびに強烈な違和感を覚えていたのは、見上げるほどの高層マンションが立ち並ぶ光景でした。地上三〇階を超える、いわゆるタワーマンションは珍しいものではなくなり、いまでは都市生活におけるステイタスシンボルになっています。

しかし、改めて考えるとこれほど不自然な住まいがあるでしょうか。超高層マンションともなれば、その高さは地上一〇〇メートルを軽く超えてしまいます。

いまからおよそ八〇〇万年前、それまで天敵から逃れるため樹上生活を送っていた人類の遠い祖先が地面に降り立ち、二足歩行の生活を始めたと言われています。それから進化を続け、現代の人類へとつながっていくわけですが、その間一度たりとて樹上生活に戻ったことはありません。樹上と地面を行き来していたこともないのです。

ところがいまはどうでしょう。一日のうち何度となく数十メートルの高低差を行き来するのは、もはや当たり前のこととなってしまいました。タワーマンションの高層階に暮らし、地上に降りてからさらに地下深くに降りていって地下鉄に乗り、再び高層ビルのオフィスに出勤する。就業中は営業や昼休みで高層階のオフィスと地上を行き来する……。こうした生活では、一日のうちの高低差が二〇〇メートル以上になることもあります。

気圧は地上から上空に上がるほど低下し、一〇メートル上がるごとに一ヘクトパスカル下がります。高層マンションで言えば二五階はおよそ高さ一〇〇メートルにあたり、地上に比べて気圧が一〇ヘクトパスカル下がる計算になります。これについて「一〇ヘクトパスカル程度の気圧の違いは通常の気候変動の範囲内なので、健康上の影響を心配する必要はない」とする不動産業者もいるようですが、果たして本当なのでしょうか。古い報告になりますが、「高層階に住む妊婦ほど流産率が高い」「高層階に住む小学生は成績が伸びにくく、近視になりやすい」というデータがあるのは事実です。

それだけでなく、最近は高層階のベランダから子供が落下するという痛ましい事故が多いことも注目しなければなりません。高いところからの落下は死に直結するからこそ、人間は本能的に高いところを恐れます。それが高所恐怖症です。しかし、地上から一〇〇メートルも離れた高い場所で生まれ育った子供たちには、この根源的な恐怖が備わっていないのではないかという疑いがあります。いわゆる「高所平気症」です。高層マンションのベランダから幼い子供が落下する事故が起き始めた頃、虐待を疑われることがありました。なぜなら「そんな高いところから自ら身を乗り出すはずがない」という思い込みがあったからです。本能に高所恐怖症が刷り込まれていれば、高いところから下を見るだけで足がすくんでしまうのが当たり前の反応。それゆえ地上一〇〇メートルのベランダに出ること、ましてやそこから下を見ることなど想像するだけで身震いするのは人類共通だと誰もが思っていました。しかし、地面から遠く離れて育った子供たちはそうではありません。高いところは彼らにとって当たり前の風景で、そこに恐怖はないのです。つまり、人間としての本能が薄れてしまっている可能性があります。

地面から離れた高層で暮らすことの弊害を唱える論はいくつもあります。しかし前述した不動産業者のように「科学的根拠はない」「問題はない」とする説もまた、たくさんあります。しかし、「自然か、そうでないか」という観点で見れば、人間が地上から何十メートルも離れたところで暮らすのは間違いなく不自然なことであり、体調を崩すのは無理もないことだと、私は思えてならないのです。

●見落とされがちな「音」の問題

私たちの身のまわりには、実にたくさんの音があります。「音がまったくしない静かな環境のほうが集中できるし落ち着く」という人もいるようですが、それは本当でしょうか？

音がしない静かな環境と思っていても、そこには何かしらの音が聞こえています。オフィスだったらキーボードを叩く音や紙をめくる音、電話の着信音、誰かが話す声がします。静かな環境でも呼吸音や椅子が軋む音など、自分自身が音を立てています。

米国マイクロソフト本社内には、製品の出す雑音や音響の検査に使われるための「無響室」と呼ばれる部屋があり、「世界一静かな場所」と言われています。外部の音を一切遮断し、音の反響を防ぐ構造体で壁を埋め尽くしているため、手を叩いても音がほとんどしません。この空間での最長滞在時間は一分以下だとか。人がいかに無音状態に耐えられないかを証明しています。

ここまで極端でなくても、たとえば図書館のような静寂な環境よりも、周囲がほどよくざわめき、かすかに音楽が流れているカフェのほうが集中できるのは、多くの人が経験していることです。

このように、聴覚障がいのある人を除けば、生きていく中で常に身のまわりにあふれ、耳に飛び込み、脳に刺激を与えている「音」ですが、日頃どんな音に囲まれて暮らしているか、意識したことはあるでしょうか。

エアコンや家電の動作音。テレビから流れてくる音。リモコンを押す音。スマホやデジタル目覚まし時計のアラーム。外に出れば、店から流れてくる音楽。録音されたアナウンス。自動車のエンジン音。信号についた視覚障がい者用の電子メロディ。

いかがでしょう。見事なまでに合成された音ばかりではありませんか。

自然の中だと、聞こえてくる音の一切が変わります。

風が揺らす木々の音。川のせせらぎ。草花が立てるざわめき。虫の声や鳥のさえずりはその種類によってまったく違った音を奏でます。自然の中は、都市生活者が思っている以上に賑やかですが、それを感じさせません。なぜならそれは、先祖がずっと聞いてきた懐かしい音だからです。

合成された電子音ばかりに囲まれた生活をしていることが人間にどんな影響を与えるのかについて検証したデータはありません。しかし、人類の長い歴史のほとんどが自然音とともにあったのに、わずかここ数十年で合成音ばかりが耳に入る暮らしに変わったのです。これが人の健康に悪影響を与えないはずがないと思うのは、私だけでしょうか。

●「自然欠乏症候群」という視点

私たちはいま、とても便利な時代を生きています。日の出、日の入りに縛られることなく生産活動を行うことができ、食糧が尽きる恐れも忘れてしまいました。何かが欲しいと思えば二四時間いつでもそれを買いに行くことができますし、食べたいと思ったものを時季はずれだからと諦めることもありません。行こうと思えば地球の裏側にも行けますし、ほとんどのものは自宅に届けてもらうことができます。

先祖が聞いたら驚くような生活を、私たちは送っているのです。

しかしその便利さや快適さに隠れた「不自然さ」を、私たちは見落としているのではないでしょうか。

便利さを享受することや、文明の恩恵に与《あずか》ることは決して悪いことではありませんが、その反面、私たちのまわりで、そして自分自身の中で「自然」がどんどん失われていくことに対して、現代人はあまりにも無自覚です。

時代が進み、世の中はどんどん便利になっています。それに伴い、手軽に健康を手に入れようとする人も多くなっているように見えるのは私だけでしょうか。しかし、その一方で病気とは言えない不調を訴える人も多くなっているのが現実です。いま、健康を願う裏側で何が起きているのか、次章から詳しく述べていきましょう。

第三章

すぐにやめるべき〝健康のための習慣〟

〝健康オタク〟が不健康になる現実

第一章で「病院に行くことなくインターネットで病名を推測する」という人の危うさを指摘しました。

二四時間、いつでもどこでもインターネットがつながり、知りたいことがすぐに調べられる現代、人はかつてないほど多くの情報を手に入れています。その中で、働き盛りの世代がもっともよく触れているのが、健康に関する情報ではないでしょうか。インターネットの検索エンジンには、利用者が何をよく検索しているかを判断してそれに関連する情報を提供する人工知能が搭載されているため、健康に関する情報を見れば見るほど、健康にまつわるトピックスが最優先で上がってくるだけでなく、広告もサプリメントやクリニックばかりになってきます。この機能を意識していないと、「インターネットが健康情報一色」という状態になり、「世の中、健康に関心が高い人ばかり、自分も遅れてはならない」と焦るような気持ちになり、ますます健康情報を読むことにのめり込んでしまいます。

健康になるための情報に触れることのどこが悪い、という声も聞こえてきそうですが、インターネットの情報はまさに玉石混淆。いかにも権威がありそうな知性を感じさせるデザインのページが怪しい健康器具の販売サイトだということもあれば、いかにも効果がありそうな健康法のページに掲載されているのが偽りのデータだということもあります。聞いたことのない会社、画期的と豪語する療法を取り入れる治療院、外国の大学や病院の名前などが並んだ華麗な経歴の自称専門家などなど、インターネットを飛び交う情報はもっともらしく見えても真偽のほどは確かめようがありません。

では、テレビなどのメディアが流す情報はどちらでしょう。テレビや新聞、雑誌などに出演して情報を発信する人は、インターネットよりも信頼できるように思えるかもしれません。しかし、かつてテレビ番組で健康情報が捏造されたことがあったのを覚えているでしょうか。これは例外的なケースかもしれませんが、テレビの世界では健康情報もバラエティの一環ですから、おもしろおかしく伝えることもあれば効果が誇張されることもあります。そして何よりそのとき話題になっている健康法ばかりがクローズアップされる傾向が強いため、情報に偏りが出てしまうという懸念があります。

現代は情報がまさに洪水のようにあふれている時代です。同時に、先に述べたように健康に不安を抱えている人、病気とも言えない体調不良に悩んでいる人が多い時代でもあります。その二つが合わさった結果、「健康でいたいという願いが強ければ強いほど、多くの情報を集めようとし、それが不確かなものでも信じてしまう」という現象が起こります。

常に健康情報にアンテナを張っていて、新しい健康法やサプリメントが登場すると試さずにいられないという人が、最近多く見受けられます。健康に関する情報をたくさん持っているため、ちょっとした専門家のように見えることさえあるでしょう。「特定の対象に強いこだわりがあり、それに対して深い知識と造詣を持つ人」のことを「オタク」と呼びますが、集めすぎなほど健康関連の情報を持つ人は「健康オタク」と言えるかもしれません。

しかし、健康に関する情報や知識が多ければ多いほど、健康に近づけるものかというと、残念ながらそうではないと言わざるを得ません。

現代人は健康になりたいと願い、さまざまな健康法を試し、体にいいと言われることを実践します。ところが、そのことが体を痛めつけているというケースがよくあります。つまり、健康を目指す健康オタクほど、不健康な状態に陥っている危険性が高いのです。

この章では、現代人が日々の生活で取り入れている健康法や健康習慣などが体調不良の原因になっている実態を解き明かしていきましょう。

病を治すための薬が健康を害する、ポリファーマシーの現実

体調に異変を感じたとき、多くの人は病院に行き、医師の診察を受けます。高齢者になると血圧や血液の状態を示すデータが正常範囲を超えることが多くなるため、定期的な受診が欠かせなくなるのが一般的です。病院で診察を受け、処方箋を出してもらい、調剤薬局で薬を入手する、このこと自体になんら問題はありません。

年齢を重ねるにつれ、体のあちこちで不調を感じるようになり、病院に行く回数も増えていきます。最初は高血圧の症状で通院していたのが、それに脂質異常症、糖尿病が

加わることは少なくありません。こうしたとき、同じ病院で診てもらう人ばかりではなく、高血圧と脂質異常症は同じ病院で診てもらっているけれど、糖尿病は専門クリニックに通っているという人も多いのです。また、内科は同じ病院で診てもらっているけれど、耳鼻咽喉科や整形外科は違う病院に通っているというケースもよくあります。

ここで盲点となるのが、ポリファーマシーの問題です。ポリファーマシーとは「poly（多くの）」と「pharmacy（調剤）」を合わせた造語で、一人の患者が多数の薬を服薬していることを指し、「多剤併用」と表現されることもあります。最近はテレビなどで報じられることもあるため、一般の方にも知られるようになってきました。

ポリファーマシーは、先に紹介したように一人が複数の病院を受診することで薬の数が増えてしまうというケースだけで起きるのではありません。たとえば、ある症状で処方された薬を服用した結果、よくないと感じる反応が生じることがあります。副作用と呼べるほど、薬を飲んだこととの因果関係があるかどうかはわからないケースを、薬物有害事象と言うのですが、これを抑えるために別の薬が処方されることがあります。すると、その薬による薬物有害事象が起き、またそれを抑えるために……と、どんどん薬が増えていくケースも、ポリファーマシーの一例です。

ポリファーマシーについては、その人の体質や生活、環境、病態によっても変化するため、「何種類以上の併用からポリファーマシーと呼ばれる」といった具体的な定義はありません。現時点では、服薬数が五種類以上で転倒リスクが高まり、服薬数が六種類以上で薬物有害事象が急増するというデータがあります。それにもかかわらず、七五歳以上の約四分の一が七種類以上、四割が五種類以上の薬剤を処方されているというデータがあります（厚生労働省「高齢者の医薬品適正使用の指針」より）。服薬数が三種類以上の飲み合わせに関する科学的な安全性は示されていないにもかかわらず、です。

ポリファーマシーを防ぐには自分が服用している薬のことをよく知り、何が処方されているのかをきちんと把握しておくことが大切なのは言うまでもありません。また、処方された薬を飲んで異変が起きた場合は、そのことを医師や薬剤師に伝えることも忘れてはなりません。最近は「お薬手帳」を活用する人が増えてきました。これはポリファーマシーを防ぐだけでなく、アレルギーや副作用の有無を医師や薬剤師に伝えるという意味でも有効です。なかには薬局や病院ごとにお薬手帳を変えているという人もいるようですが、それでは意味がありませんので、ご注意ください。

ここまで読んできた人の中には「ポリファーマシーは高齢者だけの問題。それ以外は心配しなくてもいい」と思ってしまった人もいるかもしれません。確かに、「服薬限度を五種、できれば三種まで」と日本老年医学会が推奨していますが、若い世代に対してはとくに注意喚起されていません。しかしながら、ポリファーマシーが健康にリスクを与える可能性が高いことは、どの世代でも知っておいてほしいのです。とはいえ、勘違いしてほしくないのは、病気になったとき医師が処方した薬の一部を飲まなくていいという話ではないということ。薬を飲まずに済むように、日々の暮らしの中で体調を整え、健康を保つことが理想なのは言うまでもありません。

サプリメントが内臓を傷つける

とくに病気というわけではないが、健康だとも言い切れない……。先にも述べたように、こうした実感を持つ人は、都市部で働く人を中心に多くなっているのが現状です。肩こりや腰痛といった体の違和感。なかなか寝つけない、眠りが浅いといった睡眠の悩み。疲れやすくなった、ちょっとしたことで体調を崩しやすくなったという老化現象への不安。記憶力の低下、憂うつ感。

現代人が抱える「病院に行くほどでもない健康上の悩み」は、例をあげればキリがありません。それだけでなく、やせたい、美肌になりたい、アンチエイジングを目指したいなどの「健康上の悩みはないけれど、よりよい状態になりたい」という願いもあり、美と健康への欲望はまさに際限がないと言えるでしょう。

そうした不安や悩み、そして願いを受け止めるのが、ドラッグストアや通販で気軽に手に入れることのできるサプリメントです。

厚生労働省では毎年、保健、医療、福祉などの国民生活の基礎的事項を調査する「国民生活基礎調査」を行っていますが、三年ごとに調査項目を増した大規模調査を実施・発表しています。二〇一九年に一二回目となる大規模調査が行われ、健康状況のひとつとしてサプリメントの摂取状況などの調査が実施されたのは、興味深いことです。それによると、サプリメントを利用しているのは全体の二～三割の人。日常生活での悩みやストレスの有無を尋ねる質問では、ほぼ半数の人が「ある」と回答しており、年齢別に見ると男女ともに三〇～五〇代がもっとも多く、五～六割に達しています。こうした悩みやストレスもサプリメント利用につながっているのかもしれません。

サプリメント利用に関する調査は民間でも行っていますが、それによると現在サプリメントを利用しているのは回答者の約四割で、女性や高齢者層で高くなる傾向が見られるとの結果が出ています。この調査では「サプリメントの利用目的」も調べており、もっとも高いのが「健康維持」で、次に「免疫力・抵抗力向上」「目の健康維持・改善」「活力・若々しさ」「アンチエイジング」「食事だけでは不足する栄養素の補給」などが続きます。また、サプリメントに関する情報源という項目では「テレビ番組・コマーシャル」「メーカーや店舗ホームページ」が全体の二五パーセントを占めており、多くの人がテレビやインターネットから健康情報を収集していることがうかがえます（マイボイスコム株式会社「サプリメントの利用に関するアンケート（第九回）」二〇二〇年調べより）。

これらの調査を見ると、サプリメントを利用しているのは一部の人のように思えるかもしれません。しかし、医師として多くの患者さんに接していると、健康のためと称してサプリメントを生活に取り入れている人はもっと多い印象があります。その傾向は都市で働いている人ほど強く、さらに健康に対する意識が高い人ほど、サプリメントを積極的に利用している、というのが私の実感です。

そもそもサプリメントは薬ではなく、健康食品です。ビタミンなど特定の成分を凝縮してカプセルや錠剤にしたもので、アメリカでは「従来の食品・医薬品とは異なるカテゴリーの食品で、ビタミン、ミネラル、アミノ酸、ハーブ等の成分を含み、通常の食品と紛らわしくない形状（錠剤やカプセル等）のもの」と定義しています（厚生労働省「健康食品による健康被害の未然予防と拡大防止に向け」より）。

生きていくうえで必要な栄養素は、食事から摂るのが本来の姿です。しかし、野菜などの栄養価は昔に比べて低下しているという現実があります。また、とくに働いている人は外食が多くなるため、脂っこいものや糖質の摂取量が多くなる反面、野菜がなかなか摂れないという偏りが生じてしまうことがよくあります。また、魚を食べる機会が少ないのも、働いている人の傾向と言えるでしょう。テレビでもインターネットでも健康情報があふれる時代、こうした食生活に不安を感じない人はおそらく少数で、多くの人は自分の食生活が生活習慣病やメタボリックシンドロームを招きかねないこと、体だけでなく脳の老化の原因となる酸化を引き起こしかねないことを自覚しています。

そこで、足りない栄養を補うだけでなく、不安を解消するためにもサプリメントを利用するのではないでしょうか。なかには食事では摂りにくいビタミンやミネラル、必須アミノ酸などはサプリメントで摂ると決め、一日に何種類も飲んでいるという人もいます。

そうした人は、サプリメントは医薬品とは異なり栄養成分が凝縮されているだけなので何種類飲んでも問題ないと考えているのでしょう。むしろ、栄養バランスを考えて食事を選ぶよりも簡単で確実かつ合理的な方法だと思っているのかもしれません。

しかし、最近サプリメント（健康食品）の摂取により肝障害を発症するケースが増えていることをご存じでしょうか。そのため、独立行政法人国民生活センターでは、「健康食品（特定保健用食品、栄養機能食品、機能性表示食品、その他健康食品）の摂取により、まれに薬物性肝障害を発症することがあります」と注意を呼びかけています。

　そもそも体内に入った薬物の大部分は消化管から吸収され、肝臓に運ばれて代謝されます。薬物性肝障害とは、薬物が体内で分解されてできた物質（または薬物自体）が原因となって起こる肝臓の異常で、倦怠感や発熱、黄疸、食欲不振、発疹などの症状を引き起こすものを指します。そもそも肝臓は代謝・解毒といった大切な役割を担っています。体に入ったものは必ず肝臓に入り、無毒化されて尿や便、汗と一緒に体の外に排出されるのです。ところが、異物が大量に入ると肝臓の負担が大きくなり、それが肝機能障害を引き起こすのです。

　体にとって必要な栄養素だと考えるからこそ、サプリメントを利用するのでしょう。しかし、サプリメントは一回の食事では摂れないような大量の栄養素が詰め込まれているものです。たとえば「コップ一杯飲むだけでサラダボウル山盛りの緑黄色野菜を食べたのと同じ量のビタミンやミネラルが摂れる」という粉末ジュースと、「一回で青魚三匹を食べたのと同じ量のＤＨＡ・ＥＰＡが摂れる」というカプセルを一緒に飲んだとしましょう。一見、とても健康的に思えるかもしれませんが、現実的に考えてみると、一回の食事で山盛りの緑黄色野菜のサラダとサンマ三尾を食べることはありません。つまり、不自然な量だと言えます。そのため、肝臓に余計な負担がかかってしまうのです。

また、サプリメントの成分にも疑問があります。そもそもサプリメントに含まれているのは体に必要な栄養素だけではありません。カプセルの材料や錠剤にするための原料、成形の向上や服用を容易にするための賦形剤《ふけいざい》、味をよくするための甘味料や香料など、さまざまな添加物が入っているのです。それを一度に何種類も飲んでいるのですから、肝臓に負担がかかるのも無理はないと言えるのではないでしょうか。

なお、この肝機能障害は特定のサプリメントによる健康被害というわけでも、特定の栄養素が原因となっているわけでもなく、飲む人の体質によるもので、年齢や性別は関係ないということは、改めて強調しておきます。とはいえ、サプリメントは健康に欠かせないと過信するのは考えもので、むしろ内臓を傷つける危険性もあることを、どうか覚えておいてほしいと思います。

ヒーリングミュージックが脳疲労を招く

日の出、日の入りに従って活動をしていた頃とは違い、人の生活サイクルは夜の時間帯が長くなっています。とくに都市部ほどその傾向が強く、都会で働いている人のほとんどが夜型だと言っていいかもしれません。しかし、いくら夜型になったとしても人間が夜行動物に進化したわけではないので、夜遅くまで活動することは少しずつですが確実に体に負荷をかけていることになります。しかも、夜型の生活になったからといって、会社の始業時間が遅くなることはないため、朝早くから夜まで働き、ようやく休息につけるのは深夜、という生活サイクルに陥りがちです。

働く人に、健康に問題を抱えていないかを聞くと、睡眠に関する悩みを口にするケースがとても多いことに気づかされます。睡眠に関する悩みと言ってもその内容は「なかなか寝つけない」「眠りが浅く途中で目が覚めてしまう」「自然に目が覚めるということはなく、目覚し時計でやっと起きることができる」「目覚めてもスッキリせず、午前中はどんよりとして過ごす」などと種々多様で、「睡眠の悩みはない」という人のほうが珍しいのが現状かもしれません。表れ方はさまざまですが、これらはすべて「眠りが浅く睡眠の質が悪い」という問題に集約することができます。質のいい睡眠とはわかりやすく言えば「布団に入ったらすぐ眠りにつき、朝になると自然に目が覚め、気分が爽快」というもので、こうした睡眠をとっていればその日の疲れがリセットされ、気力や体力だけでなく免疫力や抵抗力も回復し、病《やまい》を遠ざけることができます。実際に、睡眠が改善されただけで不調が治ったというケースもたくさんあり、きちんと眠ることは健康の第一歩と言えるのです。

眠れないという悩みを抱えている人は、さまざまな方法で睡眠を改善しようとしています。ひどい場合は医師の診察を受けて医薬品を処方してもらうのですが、そこまでの段階ではない、または薬に頼りたくないと、インターネットなどで安眠方法を探している人がたくさんいるようです。

よく眠れる方法を探している人の話を聞くと、意外にも多いのが「スマートフォンを使って枕元で癒しの音楽をかける」という入眠方法です。インターネットを検索すると、「すぐに眠れる」「よく眠れる」と銘打つ音源がたくさん見つかります。雨や川、波など自然の音もあればクラシック音楽もありますが、共通するのはそれらを聴くことでリラックス状態に導かれるアルファ波という脳波の状態になるということ。そのため、スムーズに入眠でき、ぐっすりと深い睡眠に導かれるのです。このこと自体に嘘偽りはなく、こうした音源を「ヒーリングミュージック」と呼び、活用する人もたくさんいます。

なかなか眠れない人は、布団に入ってもいろいろなことを考えてしまったり、寝る直前まで仕事をしていたため脳の興奮状態が収まっていなかったり、あるいは暗い中でスマホを見るなどして目に強い刺激を与え続けていたりすることで、入眠が妨げられていることがよくあります。だから、穏やかな音を聴くことで脳の興奮を鎮めるのは、スムーズに眠りにつくためには効果的です。

しかし、この方法を何回か繰り返すうちに、「すんなり眠りにつけるようになったものの、相変わらず目覚めがスッキリしない」「目覚めたときに疲れが残っている気がする」という感覚になってくることがよくあるのです。多くの人はここで「よほど疲れたからだ」と思ってしまい、習慣を顧みようとしないのですが、「入眠はいいけれど目覚めがよくない」原因は、実はヒーリングミュージックを聴きながら眠るという行為そのものにあるのかもしれません。

交通量の多い道路脇のマンションに引っ越したとき、入居間もない頃は騒音がうるさくて眠れなかったのに、三日目くらいから音がまったく気にならなくなり、眠れるようになったとか、田舎の家に遊びに行ったら夜になると蛙の声がうるさいほどなのに、その家の人に指摘しても「そう？」とまったく気にしていなかったなどという、「音」に関する経験をしたことがないでしょうか。

人の感覚とは不思議なもので、最初はとても気になっていたのに慣れてしまうとまったく感じなくなるということがよくあります。騒音が凄まじい環境も三日もすれば気にならなくなってしまう、異臭がする空間もある程度時間が経つと匂いを感じなくなるなど、その例は枚挙にいとまがありません。こうしたとき、「耳が（あるいは鼻が）慣れる」と表現していますが、慣れてしまって気にならなくなったとしても、音がなくなったわけではないし、脳が反応しなくなったわけでもないということについては注意しなければなりません。

寝るときにヒーリングミュージックをかけて興奮状態の脳を落ち着かせる、このこと自体はいいことでしょう。しかし、眠りに落ちたあとも音が鳴りっぱなしの状態だと、脳はずっとその音をキャッチし続けることになります。その結果、本来なら睡眠によって休まるはずの脳が働き続け、疲れが残ってしまうのです。

アルファ波の状態になれる音ならずっと聴き続けても問題ないと思うかもしれませんが、音が鳴っていれば脳は聴こうとしますし、穏やかな音でも刺激には変わりありません。「ヒーリングミュージックで眠りやすくなったのに、疲れが残っている」という実感を持っている人は多いのですが、聴くという行為そのものが原因だということに気づいている人はまれです。

ヒーリングミュージックで入眠がスムーズになったのなら、それを止める必要はありません。ただ、インターネットの音楽配信サービスなどを使うと、次々と同種のプログラムが再生されるため朝までずっと流れ続けてしまい、睡眠中もずっと聴き続けることになってしまいます。睡眠状態になったら音楽も止まるのが理想ですから、ある程度時間が経ったら再生が止まるように設定し、脳の疲労を防いでみてください。

「確実な減量方法」で体調を崩す

いま、もっとも多くの人の注目を集める健康情報と言えば、ダイエットに関する情報の他にないでしょう。世界的に見て日本はもともと肥満体の人が少なく、どちらかといえばやせている人のほうが多い国だと言えます。しかし、第二次世界大戦後にどっと欧米の食文化が入ってきてから、日本人の食事は大きく変わりました。それまでは魚が中心で季節の野菜や味噌などの発酵食品が多く油脂類が少ないのが特徴だったのが、肉、油脂類が多くなり、同時にインスタント食品や加工食品が店に並ぶようになりました。日本人の食生活に化学調味料や食品添加物が広まったのも、戦後のことです。

伝統的な日本の食生活ではあまり摂取することのなかった脂っこいものを食べることが増え、食が欧米化するとともに増えていったのが、肥満の問題です。中高年はメタボリックシンドロームを、若い世代は体型の崩れを気にして、いまや日本人のほとんどが「やせたい」という願望を持つようになりました。こうした声に応えるため、膨大な量のダイエット情報があふれているのがいまの日本だと言えます。

ダイエット情報にも流行りがあり、健康を損ねる危険性が高い方法が流行ったときもあれば、効果が期待できない方法が話題になったときもありました。ダイエットを目的としたサプリメントに目を向ければ、まさに百花繚乱と表現したくなるほどさまざまな成分が現れては消えているのが現状です。健康を害する恐れのあるダイエットサプリメントが流行ったり、日本では認可されていない成分が含まれた健康食品を個人輸入で手に入れて利用するケースがあったりと、医師として見過ごせない事例もたびたびありました。

浮き沈みのあるダイエット方法ですが、ここ数年で確実な減量方法として定着しつつあるのが「糖質制限」です。もはや説明するまでもありませんが、この方法は米飯やパン、うどん、パスタなど糖質の摂取量を抑えることで体重を落としていくというもの。

もともとは糖尿病を改善するための食餌療法でしたが、減量にも効果があるとしてダイエットに悩む女性からメタボリックシンドロームが気になる男性まで、幅広い層の人気を集めたことは、もはや周知の事実です。この方法ならやせると太鼓判を押す医師が何人もいることもあって、挑戦する人があとを絶たないようですが、エネルギー源であるブドウ糖の急激な不足により、元気が出ない、体調が悪くなるという人がいることをご存じでしょうか。

糖質制限に挑戦して、一ヶ月で一〇キロ以上の減量を実現したというケースは少なくありません。テレビ番組でこの方法を取り上げる場合は、大幅にやせた成功例が紹介されますし、身近に成功した人がいればその目覚しい効果に憧れてしまうのは無理もありません。しかし、人はそれぞれ体質も違えば生活習慣も違います。誰かがその方法でスッキリとやせることができたとしても、自分も同じ結果が得られるとは限らないのです。

これはダイエットに限らず、すべての健康法に言えることですが、万人に当てはまる健康法は存在しません。誰かにとっては体調がよくなる健康法だとしても、自分にとっては逆効果、かえって具合が悪くなってしまったという例は、一般の人が想像している以上に多いのです。

健康を目指すには、すべての人に共通する守りたいことと、ひとりひとり異なることがあります。それを混同すると、かえって健康を害しかねません。そのことについて次の章から、詳しく説明していきましょう。

第四章

いま求められる、「オプティマムヘルス」

健康にはミクロとマクロの視点がある

具合が悪くなると病院で医師の診察を受け、忙しくてその時間がなければ薬局に行って自分の症状に合った薬を購入する。気になる症状が続いていれば、インターネットなどで情報を集め、自分の体に何が起きているのかを知ろうとする。健康な状態をキープするために効果的と言われるサプリメントや健康法を利用する。

このように、人は情報に振り回されながらもさまざまな方法で健康を保とうとします。古今東西、どんな時代だとしても健康を願わない人はいません。しかし、それほどまでに求める「健康」の意味を改めて考えたことはあるでしょうか。

病気や怪我をしていないことは大前提ですが、それだけは健康を実感することはできません。では、そもそも「健康」とはなんでしょうか。「すべての人々が可能な最高の健康水準に到達すること」を目的として設立されたWHO（世界保健機関）では、健康について「肉体的、精神的及び社会的に完全に良好な状態であり、単に疾病又は病弱の存在しないことではない」としています。心も体も、そして自分を取り巻く状況もよい状態でいること、それはつまり「幸せであること」と言い換えられるのではないでしょうか。世界の人々の健康を増進し保護するために設立されたＷＨＯが定義する「健康」が「病気の有無ではない」としていることは、とても示唆的です。

そしてもうひとつ、私が主張したいのは、「健康にはミクロとマクロという二つの視点がある」ということです。

新型コロナウイルス感染症が発生したのは二〇一九年のことでした。そこから世界中で爆発的に感染者が増加し、二〇二一年九月までに世界で感染が確認された人は二億二〇〇〇万人、死亡者数は四五五万人にのぼります（国立感染症研究所二〇二一年九月三〇日改訂資料より）。これにより世界で経済活動が止まるなどの大混乱が起きたことは、ご存じの通りです。こうした感染症をはじめとする、人類全体の健康を損なう事態から身を守ること、それがマクロの視点で考える健康です。これに対しては、ワクチンや治療薬などの治療法の確立と公衆衛生の啓発などによる予防が主になります。

一方、ミクロの視点で考える健康もあります。マクロの健康が全体なら、ミクロの健康は個のもの。人類・人間といった大きな分類ではなく、人によってそれぞれ異なる遺伝や体質、生活習慣に沿って健康を考え、目指すことがミクロの健康となります。

インターネットやテレビ、雑誌などのメディアで流れてくる健康法の多くは、おおまかながらも「ほとんどの人に当てはまる」健康法だと言えるでしょう。前の章でも説明した「糖質の摂取量を控えれば大幅に減量でき、体調もよくなる」という糖質制限法はマクロの健康法の代表的な例です。しかし、いくら画期的な方法であろうと、また成功者が続出しようと、すべての人に当てはまるわけではありません。糖質制限をしてやせない人もいれば、体調が悪くなってしまう人もいます。どんなに効果が高く画期的な健康法があったとしても、ミクロの視点で見たときに自分には不向きで健康になるどころか体調を崩してしまうこともあるのです。

これは病気の治療でも同じことです。「よく効く」と言われて処方された薬でアレルギー反応が出てしまった、予防の切り札とされるワクチンで重篤な副反応が出てしまったというケースは、マクロの健康がミクロの健康につながらない代表例でしょう。

健康を目指す方法として推奨されるのはマクロの健康法、つまり大多数の人に合うやり方でした。健康オタクと呼ばれてしまうほど健康への関心が高い人は、常に新しい健康法の情報を求め、そして自らを実験台にするかのようにその方法を試すことが多いのではないでしょうか。それで効果を実感できればいいのですが、自分に合わなければ効果がなかったとがっかりしたり、ひどいときには具合が悪くなったりします。これは、マクロの視点だけで健康に対処しようとし、「自分に合っているかどうか」というミクロの視点を持たなかったために起きたことと言えます。

健康に関する情報が日々更新され、しかも根拠が定かではない、眉ツバものと言いたくなるような健康法までもが有益な情報に混ざってあふれているのがいまの時代です。大多数の人に当てはまるマクロの健康を知ることも必要ですが、それよりも「自分はどうなのか」を考える、ミクロの健康に目を向け、それに従うことがより重要なのです。

この章では、「ほかの誰でもない、自分自身の健康」について考えていきたいと思います。

万人に共通する健康リスクがある

ときには究極の理想を、ときには滅んでほしいほど恐ろしいものを指す表現に「人類共通の」という言い方があります。人類共通の希望、人類共通の敵などさまざまな表現がありますが、これを健康に当てはめれば「人類共通の健康」ということになるでしょうか。これがどんなものなのかを考えてみる前に、すべての人にとって健康を阻害するもの、つまり万人に共通する健康リスクを考えてみましょう。

第一にあげられるのは、喫煙。これはほとんどの人が認めることではないでしょうか。喫煙には脳を活性化させる、ストレスを解消してリラックス効果をもたらすなど、いくつかのメリットがあるのは確かなことです。しかし、それに対してデメリットがあまりにも大きすぎるのはもはや言うまでもありません。

がんや脳卒中、虚血性心疾患などの循環器疾患、慢性閉塞性肺疾患や結核などの呼吸器疾患、2型糖尿病に歯周病と、喫煙が原因で生じる病気の中には、死につながるものがいくつもあります。さらに女性の喫煙は不妊になりやすいだけでなく前置胎盤、胎盤異常、早産、低出生体重や乳児突然死症候群（ＳＩＤＳ）を引き起こす可能性が指摘されています。さらに、副流煙にも多くのニコチンが含まれているため、それを吸い込んでしまう周囲の非喫煙者にも、喫煙者と同じ健康被害が出てしまう受動喫煙の害も見落とすわけにはいきません。喫煙は、喫煙者本人のみならず非喫煙者にとっても等しく健康を害するものなのです。

次にあげられるのが、化学物質。いまの時代、化学物質は至るところに存在します。空気中には排気ガスなどの有害物質が含まれていますし、食材も野菜には農薬、肉や魚には抗生物質などの薬品が残留していることがあります。加工食品ともなれば合成調味料、酸化防止剤や着色料など数多くの食品添加物が含まれていますし、衣服の化学繊維や洗濯用洗剤でアレルギーを起こす例はまれではありません。また、住居にも化学物質が放出される建材が使われることがあり、安全とは言い難いものがあります。このように、目には見えないものの、衣食住のすべてに化学物質が入り込んでいるのが現実なのです。近年、アトピー性疾患をはじめとする多種多様なアレルギーに苦しむ人が増えていますが、その身を取り巻く化学物質が影響を与えている可能性も否定できません。

さらに万人共通の健康リスクとしてあげられるのが、睡眠問題です。現代人の生活が夜型に傾き、慢性的に睡眠不足の状態が続いているなど睡眠の質が悪くなっていることは繰り返し説明してきたので、ここで改めて詳しい解説をすることは避けましょう。ただし、睡眠不足が生活習慣病のリスクを高め、かつ症状を悪化させる原因となること、睡眠障害、すなわち不眠症と睡眠時無呼吸症候群もまた生活習慣病のひとつと考えるべきとされていることだけは、改めて強調したいと思います。

万人に共通する健康法は存在するか

すべての人に共通する健康リスクは確かに存在します。では、反対に、万人に共通する健康になれる方法は存在するのでしょうか。

まず、「人類共通の健康」を考えてみると、それは疫病や紛争がなく、命に危険が及ぶ可能性がない社会であることが第一だと言えます。そのうえで、病気をしていないこと、社会環境に不安がないこと、人間関係に恵まれてストレスがないことが、すべての人に共通する「健康な状態」ではないでしょうか。

疫病や紛争などがない状態は、個人が目指せることではありませんが、病気を避けることと、ストレスを避けて生きることはそれぞれの個人で実現が可能かもしれません。しかし、そのための方法となると、これはまさに千差万別です。

たとえば、先の章で「超高層マンションに住むのは人として不自然な姿」だと指摘しました。人体の健康のことを考えれば、これは間違いではなく、数々のデータが証明していることではあります。しかし、首都圏のタワーマンションに住むことが成功の証と信じてやまない人がいることはまぎれもない事実であり、そうした人たちにとっては都会の夜景を一望できる高層階に住みたいという欲求は強く、そして実際に住み始めれば心から満足し、幸福を感じます。逆に、こうした人が周辺に遊興施設も店もない、夜の八時ともなればすべてが眠りについてしまうような緑深い環境に引っ越してきたとしたら、「都落ちした」と意気消沈してしまい、不幸を感じることでしょう。

これは私見ですが、都会生活で感じる幸福感も田舎生活で感じる不幸感も一時的なもので、時間が経つほどに都会生活では心身に負荷がかかることを、田舎生活では体調が整っていくことを感じるはずです。そして、「本来の健康とは何か」「究極の幸福とは何か」を考え、その答えを獲得することになるのですが、そこにたどりつくためには時間が必要かもしれません。このことについては、のちほど詳しく説明します。

健康の基本となる食生活も同様です。糖質制限が合わない人がいることは先に説明しましたが、それと同様に「一日三食」という基本と言われる食生活を送ったとき、それで体調が整う人もいれば、胃もたれがして具合が悪くなってしまう人もいます。最近、「健康によい」として注目を集めている「一日一食」も、それで体調がよくなる人がいる一方で、空腹のあまり気力も活力もなくなり、胃の調子が悪くなるという人もいます。また、「健康のためには菜食がベスト」という主張もありますが、ベジタリアン生活を送ったことで疲れやすくなった、イライラが止まらなくなったという人がいることも、また事実なのです。このように、生きる基本となる食生活だけをとってみても、健康になれる食べ物や食べ方は人によって大きく異なります。

生まれ持った体質と望む生き方により、健康のあり方も個人によって変わる、つまり万人に共通する健康法は存在しないのです。

それぞれの健康と生き方、価値観を認めるのがオプティマムヘルス

改めて言うまでもなく、体質は千差万別ですし、物事に対する感覚も人によって大きく違います。同じ気温でも暑くてたまらないという人もいれば、暑いとは感じずエアコンをつける必要もないという人もいます。肉や魚を食べて元気が出る人もいれば、動物性タンパク質を食べるとお腹の調子が悪くなるという人もいます。そう考えると、「この方法なら絶対効果がある」と断言するのがいかに意味のないことか、理解できるのではないでしょうか。

いま、インターネットでは健康に役立つと銘打った情報が飛び交っていますが、その中には意味のないものも紛れ込んでいます。悩ましいのは、それらが必ずしも眉ツバなものばかりとは限らないこと。それを提唱する本人やその人と体質が似ている人には効

果がある方法なのです。しかし、ほとんどの人に合っているからといって必ずしも自分にも合うわけではありません。春になると花粉症で苦しむ人がいる一方で、花粉の影響を全然受けない人もいる、同じ花粉症といってもくしゃみと鼻水くらいの症状で済む人もいれば、だるさや頭痛といった症状が出る人もいるといった具合に、まさに体質は千差万別、まったく同じということはありません。

第一章で「それぞれの人に合った最高で最善の健康、それがオプティマムヘルスだ」と説明しました。繰り返しになりますが、大切なことなのでもう一度その意味を解説します。オプティマムヘルスとは、絵に描いたような理想的な「最高の状態」を目指すのではありません。それぞれの人が自分の置かれた環境・状況の中で適切な習慣や生き方を選び、その人なりのもっともよい健康を実現していくことにあります。では、どうすれば自分なりの健康を見つけ、実現することができるのでしょうか。そのことを考える前に、ぜひ知っていただきたいのは統合医療的な体や健康の捉え方です。

いま求められる統合医療のアプローチ

病気になった、体調を崩した、というとき、多くの人はまずは病院に行くことでしょう。そこで医師の診察を受け、治療が始まります。そして症状に合った薬を処方され、それを服用して様子を見る、これが一般的な「病院で受ける治療」です。

ここで使われるのは血液検査やレントゲン検査などのデータであり、薬品です。こうした治療は医学と科学の進歩によって蓄積された知識と技術の賜物と言えるでしょう。その一方で「こうした症状にはこの治療」「この病気にはこの薬」「この数値になったらこの手術」など、まるで「1＋1＝2」のように答えが決まっていて融通がきかないところがあります。これが、室町時代から江戸時代初めにかけ鉄砲伝来と同じ頃に日本に入ってきた南蛮医学、すなわち西洋医学です。病気を根本から治療していくというよりも、それぞれの症状に対応していくことから対症療法と呼ばれます。

これに対し中国には漢方医学が、インドにはアーユルヴェーダが、イギリスにはホメオパシーが、そして日本にも五～六世紀頃に古代中国から伝来した漢方や鍼灸など、古くから伝わる伝統医療があります。それぞれの国や地域で古来行われてきた伝統医療は、気候や風土、その地に住む人の体質に合わせて発展してきました。そのため、その人がどのような暮らしをしているのか、どんな社会で生きているのか、周囲にはどのような人がいるのか、そしてどんな価値観を持っているのかなどを反映した治療を行うことができるメリットがあります。

こうした伝統療法のほかにも、アロマセラピー、カイロプラクティック、オステオパシー、整体、マッサージ、食事療法、植物療法、芸術療法など幅広い分野の民間療法があり、伝統療法と合わせて西洋医学による治療を補完するものとして、代替医療と呼ばれています。

これらの代替療法は症状を抑えることよりも、なぜ病気になったのかに着目し、その原因を取り除いて根治を目指すことから、原因療法と呼ばれます。

そして、西洋医学と伝統療法を組み合わせ、患者さんひとりひとりに適した治療法を提供する医療のあり方を統合医療と呼びます。

ちなみに、私が理事を務める日本統合医療学会では、統合医療を「近代西洋医学に基づいた従来の医療の枠を超えて、『人』の生老病死に関わり、（略）生きていくために不可欠な『衣・食・住』を基盤として、さらには自然環境や経済社会をも包含する医療システム」と定義づけ、その普及に努めています。

たとえばがんになったとき、西洋医学では手術で患部を切除したのち、抗がん剤を投与して再発や転移を防ぐ治療や、放射線を照射してがん細胞を小さくする治療が一般的です。しかし、この治療法は副作用に苦しむだけではなく、入院が長くなることによって社会生活が送れなくなる、友人に会えなくなるなど人とのつながりが絶たれてしまう。または、趣味などの楽しみがなくなるなど社会的、精神的なダメージが大きく、患者が治療の目的を見失ってしまうことがありました。病気の治療のみならず生活の質（QOL＝Quality Of Life）を大切にした医療が、統合医療なら実現できるのではないかと期待されています。

医療モデル・社会モデル・生活モデル

次に、統合医療における「医療モデル」「社会モデル」について説明しましょう。まず「医療モデル」とは、主に病院や診療所などでの医師による治療を指します。患者の疾病に対し、検査結果などのデータに基づき、ガイドラインに沿った治療を目指すため、「エビデンス・ベースド・プラクティス（evidence based practice＝根拠に基づいた実践・実施）」と呼ばれます。

続いての「社会モデル」は日常生活の場や人とのつながりを重視し、患者本人を中心とした予防医療や健康増進を目的とします。地域コミュニティのさまざまな人との連携によって健康を取り戻していくことを目指すのが社会モデルであり、「プラクティス・ベースド・エビデンス（practice based evidence＝実践に基づいた実証・修正）」と呼ばれます。

わかりやすい例で説明すると、慢性的な疾患が原因で憂うつな状態が続いているという人に対し、抗うつ効果のある漢方薬を処方するのが「医療モデル」。地域の人と連携して地元の美術館に連れ出してもらい、芸術に触れることで精神的な安らぎを取り戻したり、美術館のワークショップに参加してアートセラピーを体験したりするのが「社会モデル」です。こうした治療は「社会的処方」とも呼ばれ、欧米ではすでに進められています。先に説明した美術館の例はカナダで実際に行われており、モントリオール美術館の無料入館券が処方されるそうです。

これら「医療モデル」「社会モデル」のみならず重要視されているのが、「生活モデル」です。「生活モデル」とは、患者個人の価値観や個性、思想に沿った医療を検討、実施することで、患者に自分のことや病気に対する思いを語ってもらうことから始まるため、「ナラティブ・ベースド・メディスン（narrative based medicine＝物語に基づいた医療）」と呼ばれます。

医師は、患者が語る自分自身の物語、病気に至った経緯などに耳を傾け、病気の背景や患者の個性、人間関係を理解したうえで患者が抱えている問題に対して医学的、社会的、精神的にアプローチし、何が有効かを探ります。これは実際にあった例ですが、肺がんのリスクが高い患者に禁煙してもらうため、「契約」という形をとった治療家がいました。患者は何度も禁煙外来に通ったけれど、煙草をやめることができなかったという重度の喫煙者でした。何度目かの禁煙を成功させるため、治療家はその患者との対話を重ねることから始めました。その結果、患者がルールというものに対して厳格だということがわかったのです。そこで治療家は第三者を立ち会わせたうえで、「○月○日で禁煙します」という契約書を交わしたのです。その瞬間、患者にとっては禁煙がルールになりました。すると、いままで一日に六〇本も吸っていた煙草をぴたりとやめることができたのだそうです。

　このように統合医療ではさまざまなアプローチで患者の健康に向き合っているのですが、医療モデル・社会モデル・生活モデルの三つともに共通しているのは、「それぞれの人に合わせたオーダーメードの医療を目指す」ということ。これはオプティマムヘルスを目指す際にも忘れてはならない視点です。

　では、どのようにすれば自分だけのオーダーメードなオプティマムヘルスを実現できるのでしょうか。いよいよその方法について説明します。

第五章

本当の健康を見つける三つの指針

自分を知ることが健康への第一歩

ここまで「人の体は千差万別、健康法も人によって違いがある」ということを述べてきました。万人に共通する理想の健康状態というものは存在せず、最高の健康は人それぞれ違うということ、それがオプティマムヘルスだということを、ご理解いただけたのではないでしょうか。

では、「自分にとっての最高の健康」は、どうすれば手に入るのか、解説していきたいと思います。

医療従事者ではない方と話していると、病気や健康に関することは「医者に任せるのが一番」という感覚があることに気づかされます。少し前までは、医者が治療方法を患者に伝えることはおろか、病名さえ患者本人に告げないという風潮がありました。患者が何か聞いたとしても、「素人は黙っておけ」と言わんばかりに不機嫌になってしまう医者もいたそうです。

そうした時代はすでに終わったのですが、いまも「医学を学んだわけではないし」「餅は餅屋だ」などと考え、「先生にお任せします」と言う人は大勢いますし、「聞けば答えてくれるけれど、いかにも面倒くさそうな態度をとられるので心が折れる」という体験をしたことがある人も少なくありません。その結果、自分の体のことなのに医者任せになってしまうのだとしたら、とても残念なことです。

科学的に見れば、人間の体の仕組みは確かに皆同じです。しかし、ひとりひとりの体質や生活習慣によって微妙な違いが生まれ、個性となります。その違いがいくつも重なると大きな違いとなって表れることが少なくありません。しかし、多くの病院ではそれに目を向けず、検査結果などの科学的データに基づいた治療、指導をします。

そのこと自体が完全に悪いというわけではありません。しかし、自分にとっての最高の健康、オプティマムヘルスを目指すなら、「自分の体のことをもっとも理解しているのは自分」という状態が望ましいのです。

自分はいま「健康」な状態なのか。どういう食生活が自分に合っているのか。

まずこの二つをしっかりと把握したうえで、生活リズムや環境を整えていくこと、それがオプティマムヘルスを実現するために必要なのです。

本章ではそれを見つけるために重要な三つの指針を説明していきましょう。

指針1 健診結果は「基準値」のみならず「自分の正常値」を把握する

ほとんどの人は、会社や学校、自治体の健康診断を受けているのではないでしょうか。血液検査、レントゲン検査、心電図などの検査を続けて受けるのですから、病院によっては数時間かかってしまうケースもあります。忙しい中、平日にそれだけの時間を取るのは難しいこともあり、健康診断がおっくうだと思うのも無理のないことです。

健康診断を受けてから一週間ほど経ったあと、病院に諸々の検査結果を聞きにいくとになっていますが、このときに受け取る「検査結果報告書」をじっくりと見たことはあるでしょうか。ほとんどの場合、医師から「問題ありません」と言われてホッとしたり、あるいは「○○の数値がよくありません」と言われて緊張したりして終わることが多いように思えます。あまりにも悪い結果が出れば本格的な治療が始まるのですが、そうではない場合、「食生活の手引き」といった冊子を受け取って帰り、しばらくは気をつけるもののいつの間にか忘れてしまう……。健康でいたいと思っていても、たいていの方はこうしたパターンで日常生活に戻っていくのではないでしょうか。

健康診断の検査結果報告書を見ると、アルファベットとカタカナの専門用語が並び、素人にはとても読み解けないと思ってしまいがちです。そこで専門的な知識のない人がチェックするのは、基準値を超えていることを示す印が入っている項目があるかどうか。それは医師も同様で、たとえば血糖値の項目に基準値を超えたという印が入っていれば糖尿病予防の指導をするし、コレステロール値の項目に印が入っていれば脂質異常症の指導をするといった具合に報告書をチェックしていきます。これは前章で説明した「医学モデル」にのっとった対応と言えるでしょう。

しかし、基準値というのはあくまでも集積したデータに基づくもので、必ずしも個人の値と合致したものではありません。一般的には「高い・問題あり」とされている数値でも、その人にとっては正常値だというのはよくあることなのです。

だからこそ「自分にとっての正常値」を知ることがとても大切になります。これはあくまでも「自分にとっての」ですから、他人の数値は関係ありません。そのかわり参考にするのは、過去の自分のデータです。健康診断後にもらう検査結果報告書を数年分遡って数値をチェックしてみましょう。この数年分のデータが、自分にとっての正常値を知る手がかりになります。体調に変化がなく、数値にも変動がないなら、それが自分の正常値ということ。これをきちんと記録しておくことで必要以上に不安を抱え込むことがなくなりますし、病気の兆候があって検査を受けたとき、医師に伝えて治療の参考にしてもらうこともできます。

検査報告書の数値といっても、すべての項目の数値を記録しておく必要はありません。おさえておきたいデータは次の五つ。

・白血球数
・血色素（ヘモグロビン）量
・γ（ガンマ）GTP値
・血圧

・HbA1c（ヘモグロビンA1c）値

まず白血球数ですが、そもそも白血球は病原体やウイルスなどの異物が体内に侵入したときに増加し、回復状態に入ると減少するという特徴があります。つまり、その数を調べることで体内に病原体が侵入している、炎症が起きているなどの異変があるかどうかを知ることができるのです。白血球数が基準値より多いと細菌感染、がん、白血病などの疑いが、基準値より低いと重症感染症や再生不良性貧血の疑いがあるというように病気の診断にも役立つとても重要な数値です。

この数値の正常値はおよそ三五〇〇から九七〇〇マイクロリットルと非常に広くとられているのが特徴ですが、これは、ある人は三五〇〇～四五〇〇マイクロリットル、ある人は七〇〇〇～八〇〇〇マイクロリットルといった具合に、数値の個人差が大きいことに理由があります。しかし、ここで考えてみてください。たとえば血液検査をしたところ、白血球数が八〇〇〇マイクロリットルという結果が出たとします。これはいつも三五〇〇～四五〇〇マイクロリットルという数値の人にとっては何らかの原因で白血球数が増加していることを示しています。しかし、数字だけ見れば正常値内なので、その人の体内で進行している異常が見落とされてしまう可能性があります。もちろん反対の例もあり、いつもは七〇〇〇~八〇〇〇マイクロリットルという数値を出している人の検査の結果が四〇〇〇マイクロリットルだとしたら、白血球数が減少していると言えるでしょう。白血球数の基準範囲は広く、個人差も大きいので、血液検査を受けるたびに数値を記録し、自分の基準値を覚えておくことはとても大切です。そして検査を受けたところ、その数値からはずれるようなことがあったら、それがいくら正常値内であっても医師に相談するとよいでしょう。

続いて血色素量。血色素とはヘモグロビンとも呼ばれる鉄とタンパク質が結びついた赤い色素タンパク質のことで、血色素量とは血液中のヘモグロビン量を指します。血液中のヘモグロビンは肺で酸素と結びつき、体のすみずみまで酸素を運び、体内の組織にたまった二酸化炭素を回収して再度肺まで運んでいく働きがあります。

鉄分が不足してヘモグロビン量が減少すると赤血球自体が小さくなり、数も減って体内に十分な酸素を運ぶことができなくなってしまい、その結果、動悸や息切れ、めまい、疲労感、頭痛などの貧血症状が表れます。ヘモグロビンは鉄分から合成されるので、血色素量の不足による貧血を鉄欠乏性貧血と呼んでいます。貧血かどうかを判断する検査項目には血色素量のほかに血液中の赤血球の数を示す赤血球数、赤血球の割合を示すヘマトクリット値もあります。

自分の白血球数の基準値は把握しておく必要があるとお伝えすると、では赤血球数も重要かと思われがちですが、赤血球数が基準範囲内だとしても血色素量が不足していると貧血の可能性が高くなるので、より把握すべきなのは赤血球数ではなく血色素量だと覚えてください。血色素量が成人男性で血液一デシリットル中に一三グラム以下、成人女性で一一グラム以下だと貧血と判断されますが、とくに男性で、いつもは一七グラムの人が一三グラムになっていたら、かなりの出血、貧血への移行が始まっていると考えます。血色素量の数値をチェックすることで自分の血液の状態、ヘモグロビンの値を知ることが大切なのです。

次にお酒を飲む人のほとんどが健康診断のたびに気にしているガンマGTP値。ガンマGTPとはタンパク質を分解し、肝臓の解毒作用に関わる酵素のことです。肝臓や胆管の細胞が壊れる、つまり肝機能に障害があるとガンマGTPが血液中に流れ出てくるため、数値が高くなります。ガンマGTPはアルコールに敏感に反応するため、お酒を飲むと一時的に数値が高くなりますが、すぐに戻ります。

お酒をよく飲む人が、健康診断の一週間くらい前から禁酒してガンマGTP値を下げておくことで指導を免れる、というのはよくやることではないでしょうか。しかし、このように禁酒をしていたにもかかわらず、ガンマGTP値が男性は79ユニットパーリットル以下、女性は48ユニットパーリットル以下という正常値を上回ると、肝臓やすい臓、胆のう、胆管などの病気の可能性や肝機能が弱っている可能性が高いと判断されます。健康診断時にたまたま服用していた風邪薬が影響することもあるので、以前の自分の数値を覚えておくだけでなく、健康診断時の体調や生活を覚えておき、数値に変動がないかをチェックするようにしましょう。

そして血圧です。日本人の食生活は諸外国に比べて塩分が多いため、血圧が高くなりやすい傾向があります。高血圧は喫煙と並んで日本人の生活習慣病による死亡に影響する要因であり、厚生労働省によると、もし高血圧が完全に予防できれば、年間一〇万人以上の人が死亡せずに済むと推測されるのだとか。それほどまでに恐ろしい高血圧ですが、「血圧が高い」という自覚症状はありません。ところが血圧は緊張すると高くなる性質があるため、病院や健康診断で計測すると高めの数字が出てしまうことがよくあります（これを「白衣性高血圧症」と言います）。また、さまざまな要因が重なって通常よりも血圧が低く出ることもあり、病院での数値は参考程度にしかなりません。病院以外、たとえば薬局などに置かれた血圧計で測ることもあるでしょうが、そもそも血圧は動いたあとに高くなるなどちょっとしたことで変動するので、たまに測った数値で高い／低いと一喜一憂するのは意味がないのです。

それよりも自分の数値を把握して高い／低いを判断するようにしましょう。そのためには毎日血圧を測り、記録する習慣をつけることをお勧めします。先ほど説明したように、血圧を測る前に食べたり動いたりすると正確な数値が出ませんので、たとえば起床直後・就寝直前など時間を決めて測ることがポイントとなります。

また、血圧計を正しく使わないと誤った数値が出てしまうことがあります。いまは手首や指先で測定する血圧計もありますが、これらはとくに正しい使い方を心がけてください。

そして検査結果報告書で確認してほしい数値として最後にあげたいのが、ＨｂＡ１ｃ値。これは糖尿病のリスクを判断するために重要な数値で、血液中のヘモグロビンのうちどのくらいの割合が血糖と結びついているかを示す値です。肥満気味の人やご飯やパン、麺類といった糖質を多く摂る人は糖尿病のリスクを気にしても、検査結果報告書では血糖値に目を向けてしまいがちではないでしょうか。糖尿病リスクを判断するときは確かに血糖値もチェックしますが、この値は採血前に食事を摂ったかどうかで大きく変動します。つまり、食事をすれば血糖値は高く、食事をしなければ低く出るのです。健康診断や血液検査では食事を抜いてくるように言われることがほとんどですが、この状態で出た血糖値は「空腹時血糖値」と呼ばれて普段より低めと判断されるため、これだけで糖尿病のリスクが低いと判断することはできません。

そこでチェックするのがＨｂＡ１ｃ値です。ＨｂＡ１ｃ値は先に説明した通り、血液中のヘモグロビンが血糖と結合している割合を見るもので、過去一～二ヶ月の血糖値の平均を反映して上下します。ですから、「今日は血液検査があるから」と食事を抜いたとしても、血糖値を下げることはできますが、ＨｂＡ１ｃ値は下がりません。

反対に三ヶ月くらい糖質制限をしていた人が検査の前日にうっかりご飯をいっぱい食べてしまったとしても、ＨｂＡ１ｃ値は上がらないのです。ＨｂＡ１ｃ値の基準範囲は四・六～六・二パーセント。ここからはずれているようなら、たとえ血糖値が基準範囲内（七〇～一〇九）だとしても血糖値を下げるよう、食生活を改善するなどの対策が必要だと覚えておいてください。

指針2　自分にとっての「健康的な食生活」を知る

人は毎日ものを食べ、それによって活動のエネルギーを生み出し、新陳代謝を行い、余分なものは汗や尿、便として排出することで生きています。何も食べなかったら飢えて死んでしまうことは避けられません。私たち人間だけでなく、すべての生き物は「食」によって支えられていることに異論はないでしょう。食べたものによって活力がみなぎることもあれば、具合が悪くなってしまうこともあるように、食ほど体調に直結するものはなく、健康の基本は食にあることは間違いありません。

そこで問題になるのは「何を食べるか」と「どう食べるか」ということ。ひとつずつ説明しましょう。

●「狩猟型」「農耕型」という二つの食タイプ

現代はインターネットをはじめ、あらゆるメディアで「理想の食事法」が紹介されています。その内容はまさに千差万別。まるで正反対のものが並ぶことだって珍しくありません。その代表例が、肉食と草食です。

肉食は魚を含む動物性タンパク質を食べ、野菜も食べますが、米や小麦粉といった糖質は避けます。

草食は動物性タンパク質は食べないか少量、そのかわり野菜は多くの種類を大量に食べ、糖質も食べます。

まさに両極端な食事法ですが、前者は「農耕以前の人類は狩猟生活を送っていた。人体のつくりや仕組みは人類発生以来変わっていないのだから、その頃の食生活がもっともヒトの体に合っている」と主張します。一方、後者の草食派は「ヒトの体は環境に合わせて進化している。農耕民族である日本人は野菜や穀物を食べてきたのだから、先祖の食べてきたものがもっとも日本人に合っている」と主張しています。

一読してわかるように、どちらにもある種の説得力があり、どちらも正しいような気がします。

この両極端な食事法は、どちらかが正しく、どちらかが間違っているというわけではありません。両方とも健康のための正しい食事法になりうるということは理解してください。どちらの影響を遺伝的に引き継いでいるのか、自分の傾向を知ることが重要なのです。

たとえば、動物性タンパク質が体に合っている人がご飯や麺類といった糖質を摂ると、お腹が重くなったり眠くなったりして、活動的に動くことができません。また、こういう人は糖質を摂ると体重が一気に増えることがよくあります。

また、糖質が体に合っている人が糖質制限をして肉をメインに食べるようにすると、お腹を壊してしまう、気持ちが悪くなる、あるいはお腹が空きすぎて元気が出ないといったことが起こります。油脂分を多く摂ると太ってしまうのも、このタイプの人です。

このように、食のタイプは「動物性タンパク質をメインに摂ったほうがいい狩猟型」と、「糖質をメインに摂ったほうがいい農耕型」に分けることができ、健康的な食生活を送るためには自分のタイプを知り、それに従うことが欠かせません。

自分の食のタイプといっても、それが「食べ物の好き／嫌い」とぴったり重なるとは限りません。「肉が好きなのに農耕型だった」という人もいれば、逆に「ご飯が大好きなのに狩猟型」という人もいます。ですから、自分の食のタイプを見つけるには、「食べ物の好き／嫌い」は除外して考えてください。そのために次のような「実験」をします。

・最初の一週間は、肉や魚、ナッツ、油脂類を積極的に摂り、ご飯やパン、麺類といった糖質は控える狩猟型の食生活を送る
・次の一週間は肉や魚、油脂類を控え、糖質中心の農耕型の食生活を送る

このように一週間ずつ狩猟型・農耕型の食生活を送ってください。そして食事のあと、お腹が張った感じがして気分が悪くならないか、気力の変化はあるか、眠くなったりしないか、疲れやすさはどうか、体重に変化はないかを確認するのです。一週間ずつではっきりしなければ二週間ずつ続けてもいいでしょう。すると、二つの食生活で体調に変化が表れます。元気になる、活力に満ちる、具合が悪くなることがない、お腹の調子がいい、体重が落ちて体型がスッキリとしたなど自分にとって適した変化が表れたほうが、自分に合った食生活であり、自分のタイプ（型）なのです。

ここ数年、ダイエット方法として糖質制限が話題になっていますが、農耕型の人にとってこのダイエット方法は効果がないばかりか体調を崩す原因になりかねません。流行に惑わされることなく、自分の型に合った食生活を送るよう心がけてほしいものです。

●「食べる回数」も人それぞれ。自分に合った食べ方をする

「食事は一日に何回摂るべきか」と聞かれたら、おそらくほとんどの人が「一日三食」と答えるのではないでしょうか。しかも「それが当たり前」「常識」だと考える人、「日本人は大昔から一日三食」と信じている人も多いことでしょう。しかし、残念ながらこれは大きな間違い。日本人が朝・昼・晩の三回、食事をするようになったのは江戸時代中期から。一説によると、一七世紀中頃に起きた明暦の大火のあとの復旧工事のため、江戸に集まった多くの職人たちに昼食を出したのが一日三食の始まりだったと言われています。それ以前は朝早くに起きるとすぐに仕事を始め、一回目の食事を摂るのはひと仕事終えたあと。そして日が暮れたら仕事を終えて帰宅、食事をして就寝するのが庶民の生活だったそうです。

当時は照明用の油がなかなか入手できず、日が落ちてからはほとんど活動ができなかったため、暗くなったら眠る、日が昇ったら起きて行動を始めるという生活にならざるを得ませんでした。やがて物流が進むと安価な照明用の油が手に入るようになり、暗くなってからも仕事をしたり遊んだり、と夜の時間帯が充実するようになります。当然

就寝時間も遅くなり、お腹も空くようになったため、食事の回数が朝・昼・晩の三回になったというわけです。

いまでも厚生労働省は「一日三食」を推奨しています。しかし、一日三食摂らないと元気が出ない、朝食を抜くとお腹が空いてたまらないという人もいれば、「一日三食」だと常にお腹がもたれている、頭がぼーっとしてしまうという人もいます。理想的な食事回数は、先に説明した食事の型と同じく人それぞれ。一日三食が合う人もいれば、一日二食、一日一食が体に合う人もいるのです。

朝からお腹が空く人は、朝食を摂ってから一日を始めるべきです。昼も夜も同様に「お腹が空いていたら食べる」ことを心がけましょう。そして、朝はお腹が空かないなら、無理に食事を摂る必要はありません。胃がきれいに空になった昼にその日最初の食事を摂り、仕事が終わって帰宅したらゆっくり夕食を摂るという昔ながらの一日二食が体に合うなら、それが自分にとってベストの食生活です。そして、多少お腹は空くけれど、朝も昼も抜いたほうが頭もスッキリして快適なら、一日一食でも構いません。

もちろん朝のみ、昼のみのほうが体調がよいなら、その食生活が自分に合っているということになります。もっとも、お腹が空いてたまらない、空腹感が強くて集中できない、力が出ない、といった辛さがあるなら話は別です。自分の体に聞きながら、ベストの食事回数を見つけてほしいと思います。

食事の回数を決める際にひとつだけ心がけてほしいのは、「食べてすぐに動き出さず、食休みをとってから活動を始める」ということ。食べたものは食道を通って胃に運ばれてドロドロに溶かされ、腸に運ばれて栄養を吸収されていくのですが、この消化・吸収という胃腸の働きは、私たちが考えているよりエネルギーを使う大仕事です。だからこそエネルギーを胃や腸に集中させ、しっかりと仕事させる必要があります。

昔から日本では「親が死んでも食休み」という言葉がありますが、これは、まさに食べたあとにしっかりと消化吸収させることの重要さを説いているのです。先に説明した通り、一日三食になる前の日本人は、起きてすぐに働き、昼頃に食事を兼ねた休憩をとっていました。そして夕食は仕事が終わったあと、つまりもう動く必要がない時間に食事していたのですから、食休みの習慣が定着していたと言えます。ところがいまはどうでしょう。朝食を摂った直後に飛び出すように出勤するビジネスパーソンは少なくありません。出勤の電車内で気分が悪くなる、頭がぼーっとするといった不調がある人は、食休みがとれているか考えてみてください。そして可能なら食後三〇分くらいはゆっくりと休める時間がとれるよう、朝食の時間を早めることをお勧めします。もしそれが難しければ、思い切って朝食を抜いてしまうのもひとつの方法です。最初のうちはお腹が空くかもしれませんが、いずれ慣れて快調になります。

もし、きちんと食休みの時間が取れるなら、一日三食以上という食生活を送ってもいいでしょう。もちろん、ラーメンや菓子パン、スナック菓子などをのべつ食べて一日五食、となると栄養が偏るし、何よりカロリー過多になってしまうので問題ですが、ちゃんとした「食事」を摂ることと、一日に摂取する総カロリー数を大幅に超えないことを心がけるなら、一日五食でもよいかもしれません。現に朝昼晩の食事に加え、ヨーグルトやグラノーラといった間食を二回摂る食事法を提唱する医師もいますし、バレリーナやボディビルダーのようなアスリートにも、一日五食を取り入れている人が多いと言われています。

むしろ、「朝起きたら朝食を摂り、一二時になったら昼食を摂り、一日の最後には夕食を摂る」といった具合に時間で食事を摂ることのほうが食べすぎを招き、体に負担を与えることになります。とくにデスクワークが多くてほとんど動かない人にとって一日三食では多すぎる可能性があります。食べすぎると頭がぼーっとする、眠くなるといった弊害もあるため、「お腹が空いたら食べる」かつ「食べたあとは食休みをとる」という食習慣にシフトすることをお勧めします。

自分の体に合った食生活に変えると、体が軽くなる、胃の調子がよくなる、頭がクリアになるなど、たくさんのメリットを感じられるはずです。ぜひ自分の食を見直してください。

そしてもうひとつ、忘れてはならない大切なことは「不自然なものを体に入れない」ということ。

ここまで、「何を食べるか」「どう食べるか」はきわめて個人的なことであり、自分の体に合っているやり方を取り入れることが何より大切だと説明してきました。しかしそれを踏まえつつ意識してほしいのが、すべての人に共通する「農薬や添加物などの化学物質が入っていない食材を吟味する」ことです。「食べ物に不自然なものが入っている」

ということがあり得なかった時代は、いまや過去のものとなりました。加工食品はできるだけ買わないようにする、農薬を使わない農家や、抗生物質など薬品を使わない畜産農家など信頼できる生産者から購入するようにするなど、健康を守るためにできる限りの工夫をしてほしいと思います。

指針3　睡眠は「自分なり」と「人として」を両立させる

睡眠不足が蓄積されると糖尿病や高血圧などの生活習慣病、うつ病など精神疾患、認知症、がんなど、さまざまな病気の発症リスクが高くなるという研究結果があるように、睡眠が健康に深く関わっていることはもはや常識です。

手っ取り早く、お金をかけずに健康になれる方法を教えてほしいと問われたら、おそらくすべての医師が「きちんと眠ること」と答えるのではないでしょうか。とは言うものの、「きちんと眠る」「しっかりと睡眠をとる」という表現はあまりにも漠然としています。たとえば睡眠時間ひとつをとってみても、八時間睡眠がベストという説もあれば五時間も眠れば十分という説もあり、諸説紛々です。アメリカで行われた大規模調査によると、七時間睡眠の人がもっとも死亡率が低く、長寿だったとか。それよりも短くなるほど健康へのリスクが高くなる一方で、八時間以上の睡眠をとる人は死亡リスクが高くなるという結果も出ており、データ上では睡眠時間が長すぎるのも短すぎるのも健康によくないということになります。

二〜三時間の睡眠で十分に疲れが取れる人もいれば、一〇時間くらい眠らないと調子が悪いなど、人によって必要とする睡眠時間は個人差が大きいのも事実。しかも、若いときはいくらでも眠れますが、年を重ねるにつれて長時間は眠れなくなるなど、年齢によっても睡眠時間が変化するので、無理して七〜八時間睡眠を目指す必要はありません。

人によって個人差がある睡眠時間よりも、大切なのは「寝つきがよい」「ぐっすり眠る」「スッキリ目覚める」の三つを実現すること。この三つが揃って初めて、すべての人に共通する「質のよい睡眠」と言えます。

睡眠の質を上げる方法はいくつかあるので、具体例をあげてみましょう。

●就寝三時間前までに食事を済ませる

食事が終わったあと、内臓は消化・吸収の活動に入ります。だからこそ先に説明したように食休みが必要なのですが、そのまま就寝してしまうと内臓は睡眠中も働き続けることになり、十分に休みがとれません。そのため、しっかり睡眠時間をとったつもりでも眠りが浅くなる、目覚めが悪くなるという弊害が起こります。胃が重く感じて寝つきが悪くなることもあるでしょう。これを避けるためにも、夕食と就寝の間は三時間くらい空けることが重要です。もし、残業などで帰宅が遅くなり、就寝までに十分な時間がとれない場合は、夕食のメニューを消化のよいものにするなどして、少しでも内臓への負担を減らす工夫をすることをお勧めします。

●温度、湿度を調節する

暑すぎたり寒すぎたりすると体温の調節がうまくいかなくなり、寝つきが悪くなります。第二章でも説明しましたが（四八ページ参照）、人にとっての快適温度は季節によって変化します。質のよい睡眠を得るための室温も同様で、某ベッドメーカーによると夏で二八度以下、冬で一六～一九度が快眠に適しているのだとか。暑くて眠れない、寒くて眠れないということがないように、寝具を調節したりエアコンを使ったりして、室内の温度と湿度を調整し、寝室を快適な空間に整えましょう。

●ながら寝を避ける

なかなか寝つけないとき、頭の中が「眠れない」でいっぱいになってしまい、ますます寝つけなくなるという悪循環が起こります。そうしたとき、つい手を伸ばしてしまうのが、スマートフォンです。ネットニュースを見る、気になるサイトやSNSをチェックするなどして時間を潰し、やがて眠気が訪れるのを待つ……。こうした行動が習慣になっていたら、すぐにやめることをお勧めします。すでにあらゆるメディアで指摘されていますが、スマートフォンから発生している光はブルーライトという可視光線の一種で、紫外線に次いで波長が短く、目の奥まで到達する特性があります。目から強い刺激が入ることで脳が興奮状態に陥るため、なかなか寝つけなくなってしまいます。

スマートフォンだけでなくタブレットやパソコンも同様にブルーライトを発生するの

で、就寝前の使用は避けましょう。とくに横になった状態で使う「ながら寝」は画面と目の距離が近くなるため、刺激がますます強くなってしまいます。眠れない焦りをそらすために、ついスマートフォンを見てしまうのかもしれませんが、その行為でますます眠りが遠くなり、睡眠の質が悪くなることを忘れないでください。

スマートフォンだけでなく、音楽を聴きながら眠るのも、脳を興奮させるので睡眠の質を下げることについては、繰り返し警鐘を鳴らしたいと思います。

そしてもうひとつ、古くからの「ながら寝」の友と言うべき本についても説明しましょう。本が睡眠を妨害するかどうかは内容次第。哲学書や古典など言い回しが難しくわかりにくい内容の本だと、自然に眠りに落ちてしまう効果がある反面、ページをめくる手が止まらないような展開の本や興味深い内容の本だと脳が興奮状態に陥り、眠りを遠ざけてしまいます。布団の中で読むなら、読みたかった本、おもしろい本は極力避けて難しい言い回しの本、退屈な本をお勧めします。

●寝室を暗くする

眠りにつくときに室内が明るいと、自律神経が興奮モードの交感神経優位の状態に入り、なかなか寝つくことができません。リラックスモードの副交感神経優位の状態にするには、部屋の照明を落として暗くする必要があります。

とくに都会暮らしだと、窓から入る街や道路の明かりが気になって眠れないからと遮光カーテンで外からの光を完全に遮ったうえで、小さな明かりだけ、あるいは電気をすべて消して暗闇の中で眠るという人が少なくありません。外が明るいから仕方ないのかもしれませんが、遮光カーテンで完全に光を遮ってしまうと朝の訪れがわからなくなってしまいます。このことがどういう影響を与えるのか、次の項で説明します。

●目が覚めたらまず朝日を浴びる

先にも説明しましたが、本来体内時計が二五時間でセットされている人間が二四時間という地球のリズムに合わせて生きるには、朝日を浴びて体内時計をリセットさせる必要があります。

つまり、毎日朝の光を浴びることは、スッキリと目を覚ますだけでなく体のリズムを整えるためにも欠かせないのです。朝の光を浴びるといっても、目が覚めたらカーテンを開けて明るい外の景色を見るだけでいいのですが、理想は夜が明けるとともにカーテンの向こうが次第に明るくなっていき、それと同時に少しずつ眠りが浅くなって目が覚め、カーテンを開けるという行動に出るという流れをつくれること。しかし、前項で説明したような遮光カーテンを使っていると、朝になっても部屋は暗く、眠りが浅くならないという弊害が起こります。この状況から目覚まし時計などが大音量で鳴り響くと、深い眠りから強制的に起こされる状態になってしまいます。これではスッキリとした目覚めはとうてい実現できません。

都会では夜になっても外の明るさが気になる環境が少なくありません。そうしたときに遮光カーテンを使うなら、完全に光を遮断してしまうほど遮光率が高いものは避ける、夜の明かりが見えないようにベッドの位置をずらすなどの工夫が必要です。

ここまで眠るための方法を説明してきましたが、日常生活に支障をきたすほど眠れない期間が続く「不眠症」、睡眠中に呼吸が止まったり浅くなったりする「睡眠時無呼吸症候群」、日中に我慢できないほどの眠気が襲ってくる「過眠症」、昼夜が逆転してしまう「概日リズム睡眠障害」などは睡眠障害に分類されます。ここで説明した方法を試しても効果が表れない場合は、専門の医師の診察を受けることをお勧めします。

第六章

現代人に必要な「引き算の健康法」

現代人は「取り入れすぎ」

インターネットをはじめとするさまざまなメディアで「健康」が取り上げられるとき、そのほとんどが「健康になる方法」のように見えます。紹介されるものは健康食品やサプリメント、体操やマッサージとさまざまですが、概して「この方法を取り入れましょう」という推奨のように思えてなりません。こうした情報に触れるたびに、健康を願う人ほどこれらの情報を素直に聞き入れ、勧められたものを購入しているのかと思うと、とても残念な気持ちになってしまうのが偽らざる本音です。

たとえば私が、「健康になる方法」として「煙草はやめましょう」「夜遅くまで働くのはやめましょう」「エスカレーターを使うのをやめましょう」「朝は日の出とともに起きましょう」などのアドバイスをしても、おそらくほとんどの人は「それがいいとわかっているけどね……」と言いながらも聞き入れてくれないような気がします。それよりも何かの商品を買うなどして新しいものを取り入れるというアドバイスのほうが、素直に従ってくれるのではないでしょうか。

その理由は、もはや習慣となっている日常生活の行動を変えるよりも、何かを買うほうが圧倒的に簡単なことに理由があるような気がしてなりません。テレビの健康情報番組で特定の食品を紹介すると、たちまち売り場からその食品が消えてしまうという話は、私の想像を裏づけているのではないでしょうか。記憶に残っている方も多いことでしょうが、人気を集めていた健康情報番組が納豆に絶大なダイエット効果があると紹介したところ、たちまち納豆が売り場から消えてしまったことがありました。ここまではよくある話なのですが、その後、「納豆のダイエット効果」が捏造だったことが判明して社会問題化し、テレビ局の上層部が謝罪に追い込まれ、番組は打ち切りと苦い結末になりました。行っていない血液検査のデータを捏造するなど悪質さが際立っており、テレビ局側に弁解の余地がないのは言うまでもありません。

しかし、それを差し引いても「テレビで紹介されると一斉に飛びつく」という消費者の行動には疑問が残ります。健康上の理由で減量を切望している人にとって、「これを食べればやせられる」という情報は確かに魅力的かもしれません。しかし、その前に「新しく何かをする」ということについて、立ち止まって考えてほしいと思わずにはいられません。なぜなら、現代人はすでに「取り入れすぎ」であり、「あらゆるものを持ちすぎ」の状態だからです。

「足し算」ではなく「引き算」で目指す断捨離健康法

私たちの生活は、ありとあらゆるものにあふれ、足りないものはほぼありません。

たとえば大昔の生活を想像してみると、おそらく足りないものだらけだったのではないでしょうか。冬の寒さも夏の暑さもどうすることもできず、夜の暗闇に恐怖を感じても朝が訪れるまでは耐えなければなりません。夏にミカンを食べたくても冬にスイカを食べたくてもその願いは叶えられず、いますぐ遠方に住む両親に会いたいという思いは夢物語に終わります。しかし、そうした生活が不便だったかというと、決してそうではなかったと思えてなりません。

なぜなら、「それが当たり前」だったから。どんなに凍えようと冬は寒いのが当たり前だし、夜は暗いのが当たり前、収穫時期をすぎた食べ物が手に入らないのも、すぐに遠方に到着することができないのも、すべて当たり前のことだからこそ、不便さはもちろんのこと不満さえ感じていなかったのではないでしょうか。

ところが現代人は違います。欲しいものがあればネットで注文し、翌日には手元に届く時代を私たちは生きています。「欲しい」と思ったものは本当に必要かどうかを深く考えることなく、すぐに手に入れることが当たり前になった結果、私たちは問題を抱えるや否や、それを解決する「何か」を手に入れようとする、手に入れなければ我慢ができないというサイクルに陥ってしまったのではないでしょうか。そして気がついたときには、本来必要ではないものまで持ちすぎてしまっている……それが現代人です。

体にも同じことが言えます。いま抱えている不調をなんとかしたい、もっとよい状態になりたい、あるいはやせたい、引き締まった体が欲しいと願うと同時に「それを解決する何か」を渇望し、探し、手に入れます。こうしてまるで1＋1＋1＋……といった具合に足し算で、ものを、そして知識を手に入れているのが現代人です。

しかし、本来それほどたくさんのものが必要でしょうか。ものがありすぎるがゆえに、

「まだ足りないものがある」と不安に思い、「もっとよいものがあるに違いない」と探し回っているように思えてなりません。さらに、そうやって身のまわりに集まってきた「もの」にも問題があります。たとえば化学物質にまみれたものや、本来ならいまの季節には手に入らないものに囲まれてしまってはいないでしょうか。

私は現代人に必要なのは、健康によいものを探して手に入れる「足し算」ではないと考えています。むしろ、持ちすぎてしまっているものや健康に害を及ぼすものを自分のまわりから排除していく「引き算」が必要なのです。

もともとは家の片づけから誕生し、いまでは生き方を整える方法として定着した言葉に、やましたひでこ氏が提唱する「断捨離」があります。ヨガにおける「断行・捨行・離行」から生み出された言葉ですが、「家に入り込んでくるものの流れを断つ・余分なものを捨てる・ものを持ちたいという執着を手離す」という意味が込められています。これは健康にも同じことが言えます。断捨離を健康に当てはめると、次のようになります。

・断……体に有害なものや情報が入ってくるのを断つ
・捨……抱え込んでいる不健康な要素や習慣を捨てる
・離……健康と引き換えにしてきた一見便利なものや生活スタイルを手離す

余分なものに囲まれ、余計な情報ばかりを入手している現代人にとって、必要なのは「健康によいと言われるものや情報を手に入れる」ことではありませんし、「もっと便利で快適な生活を手に入れる」といった足し算ではありません。それらを断捨離すること、引き算をすることで本当の健康を手に入れてほしいのです。

現代人が断捨離するべきものは九つあります。ひとつずつ説明していきましょう。

断捨離1　太陽のリズムのズレをリセットする

いま、農業や漁業などの第一次産業に従事する方以外で日の出とともに活動を開始し、日が落ちたら活動をやめて休息に入る人はどのくらいいるでしょうか。仕事のシフトの関係で朝早くから働き始める人はいますが、就業時間が終わるとすぐに帰宅し、ゆっくり家で休息する人は少ないように思えます。かつて景気のよかった時代は仕事が終わったあとの時間をアフターファイブと呼び、友人とナイトライフを楽しむ人がたくさんいました。いまではサイドビジネスに取り組む、資格取得やスキルの向上を目指してスクールに通うといった具合に、終業後も気を抜くことなく活動しているケースが増えているようです。

ここまで繰り返し述べてきましたが、長い間、人の生活は日の出とともに始まり、日没とともに終わる太陽のリズムに合ったものでした。それがいまでは夜になっても明るい照明の下で活動を続け、頭を使い続けているのです。これを「人間は夜も活動できるように進化した」と捉えることもできるかもしれません。

しかし、人間の祖先が地球上に現れたのは二〇万年前のこと。地球四六億年の歴史を一年に置き換えると、人類誕生は一二月三一日の午後一一時三七分だそうですが、そうすると人が夜も活動するようになったのは、おそらく年が明ける数秒前にも満たない一瞬の出来事ではないでしょうか。そんな一瞬で人間が夜型に進化したとは到底考えられません。つまり人は本来の姿を自らの都合でねじまげているのです。これでは心身の健康が損なわれるのは当たり前のことだと言えます。

現代社会では、人の生活リズムと太陽のリズムの間に重大なズレがあります。まずはこのズレを断捨離すべく、明るいうちに活動し、暗くなったら休息する習慣を身につけてほしいと思います。

断捨離2　月齢からのズレ

太陽のリズムは人類が誕生する以前から繰り返されている営みですが、もうひとつの天体のリズムがあります。それが月齢、つまり月の満ち欠けです。

月は一四日間かけて次第に満ちていき、満月になります。そしてまた一四日間かけて次第に欠けていき、新月になります。この不変のリズムは地球上に潮の満ち引きなどの事象となって表れていますが、それと同様に人体にも影響を及ぼすことが古来から指摘されてきました。

英語で「狂気」を指す「lunatic」という単語に月を表す言葉（luna）が入っていることからもわかるように、西洋では古くから月が人の精神に影響を与えると言われています。そのひとつの例が、満月を見ると狼に変身する狼男の伝説です。

東洋医学でも月と人体には深い関係があるとして、次にあげるように月の満ち欠けのリズムに合わせた生活を提唱しています。

・新月から満月の時期＝満月に向けてエネルギー（気）が充実していく時期。月が満ちていくように人の体も吸収する働きが強くなる

・満月＝栄養や水分を取り込む力がもっとも強くなるため、太りやすく、むくみやすい。月のエネルギーが最高潮に到達しているため、気分が高まりすぎて不安定になることも

・満月から新月の時期＝月が徐々に欠けていくように、人体も余分なものを排出しやすい時期。デトックスやダイエットに向いている

・新月＝排出がピークに達する。エネルギー不足に陥る、気分が落ち込むといったことも起きやすくなるので睡眠をしっかりとって休養する

また、古くから農作物の生育は月の満ち欠けに影響されると言われており、いまでも月を見て種まきの日や水やり、肥料の配分などを決めている農家は少なくありません。ドイツの人智学者、ルドルフ・シュタイナーは月の満ち欠けに沿った栽培農法、「バイオダイナミック農法（ビオディナミ農法）」を確立しました。

洋の東西を問わず、古くから多くの人は月の満ち欠けや動きを見て、それに合わせた活動をしてきたことがおわかりいただけたでしょうか。しかし、いまでは人間の暮らしと月の間に大きな隔たりができてしまったように思えてなりません。そもそも高層ビルの立ち並ぶ都会では空が見える範囲も狭く、月を見上げることさえなくなってしまった人も多いのが現実かもしれません。しかし、意識していなくても、月が人の心身に影響を及ぼしていることはまぎれもない事実です。

いまは実際の月が見えなくても、月の満ち欠けを示すカレンダーもアプリもあります。それらを駆使して、月の満ち欠けに沿った生活を送ってみることをお勧めします。月齢による吸収と排出のサイクルを意識して過ごすことで、きっと体調が整い、精神状態も安定することでしょう。

断捨離3　風土に合わない食

改めて指摘するまでもなく、地球の環境は場所によって大きく違います。凍えるような地域もあれば、灼熱の地域もあるし、雨がまったく降らない土地もあれば、降雨量が多く湿度が高い土地もあります。どんなに過酷と思える環境でも、それぞれの土地で環境に適応した動植物が育っているのは生命の神秘と言えるでしょう。人も同様です。環境と切り離されて生きていくことはできません。基本的に人体の仕組みは世界共通で、気候や風土による違いがあるわけではありません。それでもそれぞれの環境に適応して生きることができるのは、人と環境をつなぐものが存在することに理由があります。それが、食です。

それぞれの土地や地域には、それぞれの環境に合った食べ物が育ちます。たとえば寒い土地では低温に強く、体を温める作用のある作物が育ち、動物も脂肪をたっぷりと蓄えるなど寒さに強い種が生きています。反対に暑い土地では高温に強く、体を冷やす作用のある食べ物が育つといったように、環境と食は密接につながっています。こうした環境に適応したものを食べることによって、人は環境とつながることができるのです。

日本で生まれ、世界に広がっていった食養法、マクロビオティックに「身土不二《しんどふじ》」という言葉があります。ごく簡単に説明すれば「体のためには地元の旬の食品や伝統食が最適」という意味で、環境や風土に合った食べ物、すなわち住む土地でとれた食べ物を摂ることの大切さを説いています。

第二章で「海外からやってきたものが食卓に並ぶ状況というのは『自然』な状態とは言えない」と述べました。いまや全国はおろか世界中の食べ物が簡単に手に入り、食べることができる時代です。しかし、風土に合わないものを食べることは、環境と体のつながりを絶ってしまう危険性があることをどうか覚えておいてください。

断捨離4　旬に反する食べ物

現代では「特定の時期、つまり、旬にしか食べられないもの」が影を潜めつつあり、夏に冬のものを、反対に冬に夏のものを食べるなど、旬に反したものを食べることが少なくありません。前の項ともつながりますが、本来暑いときに育つ食べ物には体を冷やす効果が、寒いときに育つ食べ物には体を温める効果があるなど、食べ物と季節は切っても切り離せません。つまり、旬に反する食べ物を摂ることは、冬に体を冷やすなど、季節に反する作用を体に与えることになるのです。

どんなものでも手に入り、食べることのできる現代ですが、その土地でとれたもの、その季節に自然にとれたものを中心に食べていれば、暮らしている土地の気候や風土といった環境とつながることができます。とくに四季のある日本では季節によって気温や湿度の変化が大きいのですが、それぞれの季節に合ったものを食べることで変化に対応することができるようになります。

現代はあまりにも多くの食べ物があふれているため、何を食べればいいのかわからなくなるかもしれません。そうしたときは、「自分の祖父母はこれを食べていたか」と想像してみてはいかがでしょうか。そうすれば「遠く離れた土地からのお取り寄せ」や「海外から輸入されたフルーツ」「旬からはずれたもの」が日常的な食事に適しているかどうかがわかることでしょう。

断捨離5　添加物・防腐剤など化学物質

日本は外国と比べて食品添加物の基準がゆるく、ヨーロッパでは禁止されている物質が一般的に使用されているという事実をご存じでしょうか。また、日本ではオーガニック野菜や食品は、まだ一部の人が取り入れている贅沢品といった扱いです。しかし、中国での野菜生産量の三割がオーガニックだという報告があったり、韓国では当たり前のように学校給食に取り入れられていたりすることも、あまり知られていません。「食品の安全性」という分野においては、日本は非常に遅れているのです。

食品添加物の危険性について発言すると、「でも厚生労働省の認可を得ているし」という反論が聞こえてくることがあります。もちろん、ひとつひとつの化学物質は安全性をテストされ、使用量も制限されています。しかし、加工食品の裏に貼付されているラベルを見ればわかりますが、ひとつの食品に対してひとつの添加物しか使用されていないということはまずありません。化学調味料、合成着色料、酸化防止剤、膨張剤、乳化剤、防腐剤とさまざまなものが使用されていることがわかります。なかには何の役割かもわからないカタカナの名前が表記されているものもあり、食品に使用される化学物質の多さに驚かされます。

確かに、ひとつひとつの化学物質に対しては人体への影響や使用量についての検証がなされていることでしょう。しかし、いくつもの物質が組み合わされたとき、人体にどのような影響があるのかについては何もわかっていません。第三章で複数の薬を併用するポリファーマシーの弊害について述べましたが、それと同じことが食品でも起きているのです。これはとても恐ろしいことではないでしょうか。親を悩ませる子供のアトピーなどのアレルギーや発達障害の原因が口から入る化学物質にあると説く学者もいます。因果関係を完璧に証明することは難しいのですが、できるだけ危険を排除することが、子供の健康を守るために欠かせないのではないでしょうか。

酸化防止剤や防腐剤といった化学物質が口に入るのを避けるには、食品のパッケージに記載されている表示をチェックすることが不可欠ですが、いまの日本で化学物質がまったく入っていないものを見つけるのは難しいという現実があります。となると、加工食品を断捨離し、吟味した素材を自分で調理したものを食べることがもっとも安全で健康によいことがわかるのではないでしょうか。完璧に実現することは難しいとしたら、

「自分ができる範囲でやる」ことを心がけることが肝心と思います。

断捨離6　電磁波

食べ物を買うとき、パッケージの裏を見れば一目瞭然でわかる食品添加物と違い、生活のあらゆる場面に存在しながらも決して目に見えない電磁波はとても厄介です。家庭の中ではエアコンや家電などの電化製品、外に出れば自動ドア、電車、オフィスに入ればパソコンにコピー機、プリンタといったOA機器など、生活の中で電磁波を発するものをあげればキリがありません。それればかりか、スマートフォンやデジタルオーディオプレイヤーなど、電磁波を発するものを身につけて生活している現代人は、体の中に電磁波をため込んでいる可能性があります。現代社会で電磁波を完全に断捨離しようと思えば電気も通っていない自然の中で原始生活を送るしかなく、とても現実的ではありませんが、少しでも電磁波の害を断捨離する方法はあります。それが、週に一度のデジタルデトックスです。たとえば山の中で電気を使わず一日を過ごす、頭上に電線が見えない広い公園の芝生の上を裸足で歩くなど、そのときの自分ができる範囲のことで構いません。まずは実践してみることです。それによって一気に体調がよくなるということはないかもしれませんが、頭がスッキリして気分が晴れるなど、必ず「やってよかった」と思えるはずです。

私は前著『自然欠乏症候群』で、自然が不足することでさまざまな不調を招くことを説き、不足した自然を補充するための対処法を時間別に紹介しました。デジタルデトックスにも有効なので、ぜひ参考にしながら、自分に適した方法を見つけてください。

単位	休みの呼称	手段（例）	関連用語
秒	休息	ストレッチ、呼吸法、アロマスプレー	息抜き
分	休憩	瞑想、ストレッチ、指圧、花観賞	一服、ストレッチ
時間	私的時間	アロママッサージ、ヨガ、森林散策、ガーデニング	睡眠、趣味
日	週休	森林療法、リトリート、マイクロツーリズム	レジャー、カルチャー
週・月	休暇	温泉療法、滞在プログラム、リトリート滞在	保養、リゾート

断捨離7　遠方への移動

　長期の休みがとれるとストレス解消や息抜きをかねて旅行することは、電磁波や化学物質にまみれた都会を離れるという意味でもよいことです。しかし、リフレッシュするための旅行だったのに、疲れ果てて帰ってくる結果となることが少なくありません。旅行先でアクティブに過ごしたのなら仕方がないかもしれませんが、何もせず休養していたのに、帰宅後にぐったりしてしまうことがあります。

　こうした疲れは、「移動」そのものに原因があります。たとえばビジネスパーソンは自分のオフィスで仕事をするより出張をするほうが、実際の仕事量は少ないにもかかわらず疲れてしまうということがよくあるのではないでしょうか。いわゆる「移動疲れ」とも言われますが、その原因とされるものはさまざまです。長時間、新幹線や飛行機に乗り続けることで同じ姿勢が続き、筋肉がこり固まってしまうことや血流が悪くなることが疲れの原因だという説がひとつ。また、飛行機での移動では高度や気圧による影響のほか、はるか上空から降り注ぐ宇宙線に原因があるという説もあります。ほかにもとくに海外旅行の場合は、時差によって体内時計のリズムが崩れることもあげられます。

このように移動疲れの明確な原因は特定されておらず、それを完全に防ぐ方法も見つかっていないのが現状ですが、「人ができる範囲を超えた移動は体に悪影響を及ぼす」ということがあるように思えてなりません。

江戸時代、人々は徒歩で旅をしていました。江戸後期のベストセラー、『東海道中膝栗毛』によると、弥次さん喜多さんが歩いた距離は一日三〇〜四〇キロ。人の歩行速度は成人男性で時速約四キロですから、八〜一〇時間歩いていたことになります。

その頃は当然、街灯もなかったため、早朝に宿を出発したら次の宿まで夕暮れ前には着かなければならず、相当ハードな旅だったことが想像できますが、その頃の「旅の疲れ」と現代人が感じる「移動疲れ」は、別物だったのではないでしょうか。徒歩の旅では足腰の痛みなど、筋肉の疲労が主になりますが、温泉に浸かって体を温めたり、指圧などで筋肉をほぐしたり、ぐっすり眠ることである程度は解消できるように思えます。

しかし、現代人の感じる移動疲れは、肉体的な疲労以外のものが多いように思えてなりません。体の芯から、そして精神的にもぐったりとしてしまうのは、「自力で動ける範囲を超えた距離を短時間で移動した」という事実そのものが疲れを招いているのではないでしょうか。人が自力で動けるのは一時間に約四キロで、一日に換算すると三〇～四〇キロ。ところが飛行機や新幹線を使えばこの距離はあっという間に移動できます。確かに便利なことこのうえないのですが、本来持っている能力を超えることが体になんらかの悪影響を与える可能性は否定できません。リフレッシュのための旅行が疲れや不調の原因になっては意味がないと感じるのは私だけでしょうか。

これを防ぐには、遠方への旅行をやめ、近場でリフレッシュできる場所を探し、そこで心身を癒やすことが第一でしょう。こうした旅のスタイルが、マイクロツーリズムです。車や自転車、バイクなどを使い、自宅から一～二時間ほどで到着する地元や近隣で過ごす旅の形は、新型コロナウイルス感染予防対策として某リゾート会社が提案したものですが、移動疲れを防ぐという意味でも理にかなった旅行の形と言えるのではないでしょうか。それでも行きたい場所がある、そこでしかできない体験をしたいのなら、旅行から帰ったあとに移動疲れを癒す時間をきちんととることが必要です。せっかくの休暇を有効活用したいからといって、休み明け前日に旅先から帰ってくるような日程は避け、余裕を持ってスケジュールを組んでほしいと思います。

断捨離8　雑多な健康法

本棚に健康に関する本が複数並んでいる、テレビの健康情報番組をよく見る、健康に関するインターネットサイトや動画をよく見る……。こうして自分が処理できる量を超えた健康情報に浸かっている人がいます。そうやって集めた健康法を少し試しては「効果がなかった」と投げ捨て、次の健康法を試して「これも効果がなかった」と言っては次の健康法を試すというように、次々と新しい健康法を渡り歩く人も少なくありません。本人としては健康になりたい一心（ダイエット法ならやせたい一心）かもしれませんが、まるでつまみ食いするように雑多な方法を試したところで、一体どんな効果が得られるでしょう。

本章でも述べましたが、現代人が健康を目指すのなら、「何をするか」は関係ありません。それよりもいらないものを削ぎ落とし、断捨離をしていくことが先決です。

現代人が何より持ちすぎているのは情報であり、効果があるかどうかもわからないさまざまなハウツーではないでしょうか。一度それらを手離し、祖父母が食べてきたようなものを食べ、昔の人が日々過ごしてきたような生活を淡々と送ってみること。それが健康に近づく最善の方法なのかもしれません。まずは本棚の健康に関する本を処分し、健康番組から離れ、健康ページばかりが残っていると思われるインターネットの検索履歴を消去することから始めてみてはいかがでしょうか。

断捨離9　地球への負荷

世界各地で地球温暖化による気象異常が相次ぐなど、環境問題はもはや全世界一丸となって取り組むべき地球全体の難題となりました。かつてはよく耳にした「地球を守る」という言葉があまり聞かれなくなったのは、地球環境を壊しているのも、破滅へと向かわせているのも、すべて人間が原因だという自覚が共有されたせいかもしれません。

太陽系に地球という惑星が誕生したのは四六億年前、恐竜の祖先が誕生したのが二億三〇〇〇万年前と言われます。長く地上を支配していた恐竜は、六六〇〇万年前に隕石の衝突により絶滅しました。では、人類はどうでしょうか。人類の祖先が誕生したのは、二〇万年前のこと。そこからさまざまな技術を開発し、発展を続けてきた人類は、自ら開発した技術により二酸化炭素の排出量を増やし、地球温暖化を招き、環境を破壊するに至りました。地球側から見れば、人類の存在は負荷でしかありません。もし、恐竜と同じように人類が滅亡したとしても、地球にとってはなんの痛手もありません。地上の覇者が恐竜から哺乳類に変わったように、長い時間をかけて新たな支配者が登場するのを見守るだけです。

化石燃料を浪費する、工場から、自動車から二酸化炭素を排出する、木を倒し山を削る、海を埋め立てる等々、人間が地球にかけている負荷をあげ始めるとキリがありません。そのひとつひとつが自らに返り、人類滅亡へと歩を進めていることに対して、私たちひとりひとりが自覚し、行動を始めなければならない時期がきています。

「このくらいはいいだろう」と思わず、地球へ負荷をかける行動を少しでも減らしていくこと、それが未来をつくる一歩だと信じています。

「健康と関係ないじゃないか」と思ったかもしれません。しかし、自然と体はつながっているということを思い出してください。地球の健康は、まさに自分の健康なのです。

第七章

健康をビジネス思考で捉える

不規則な生活、過労は「仕方ない」ことなのか

いまさら言うまでもありませんが、病気には必ず原因があります。風邪はウイルスの感染、がんは細胞の変異といった具合に、なんらかの引き金があって病になるのです。「原因不明の病気」という言葉をニュースなどで見かけることはありますが、それは現代の科学では原因が特定できないだけで、いずれは必ず原因が見つかるものだと思います。

とはいえ、同じ環境の中で一緒に過ごしていたにもかかわらず、風邪をひく人とそうでない人がいるように、またヘビースモーカーなのに肺がんにならなかった人もいれば非喫煙者なのに受動喫煙で肺がんになってしまった人もいるように、最終的に病気になるかどうかを決めるのは、それぞれの人が持つ菌やウイルスに打ち勝つ免疫力、代謝の力などの体質によるのかもしれません。そうした個人差を踏まえたうえで、病気や体調不良には、必ず何か原因があることは確かだと、まずは考えてほしいと思います。

どうしてこの話をしたかというと、「具合の悪さ」「体調の悪さ」を感じている人たちに、「なぜそうなったか」を改めて振り返ってほしいからにほかなりません。

「眠れない」「全身がだるい」「食欲がない」「下痢が続いている」「動悸がする」など、さまざまな不調で医師の診察を受ける人はたくさんいます。それぞれの訴えは深刻ですが、血液検査などでは際立った異常がない。そうすると、患者本人は「ああ、大したことないのか」と思ってしまいがちです。それどころか「病気ではないのか。ならよかった」と安心してしまうことさえあります。第一章でも説明した通り、これはまさに「未病」、このまま放っておけば確実に病気へと進んでしまう可能性が非常に高く、放置していいはずがありません。言わば、ギリギリの状態なのです。

では、どうしてこうなってしまったのか。病気には必ず原因があると述べましたが、未病も同じく、なんらかの原因があるからさまざまな症状が出ているのです。そこで詳しく話を聞いてみると、「仕事が忙しくて毎日終電ギリギリまで働いている」「職場の人間関係がギスギスしている」「繁忙期なので休みがとれていない」「家には眠りに帰るだけの状態で家族と会話していない」など、不健全な生活を送っていることがわかります。

こうした状況が心と体を痛めつけていることは間違いありません。しかし、それを指摘されたとき、「そういうことなら、仕方がない」で終わってしまう人の、なんと多いことか。病名がつかないのならそれでいいということなのか、あるいは原因がわかったところで対処しようがないということなのか。その両方という可能性もありますが、いずれにしろ医師の目から見ると、過労やストレスによる体調不良を甘く見ているのではないかと思うことがしばしばあります。長時間労働や過重労働が死につながること、すなわち過労死が社会問題になって久しいことを知らないはずがないのに、「忙しいから仕方ない」で済ませる人が多いのは理解に苦しむところです。

「治療」はひとつではない

具合が悪いとき、本人としては仕事を休みたくないし、重大な病気の可能性など考えたくないことから「大したことはない」と軽く考えがちですが、自分で異変を感じる、辛さがあるといった自覚症状があるなら病院に行き、治療を受ける必要があります。

しかしながら、病院に行ったほうがいいと言われても「どうせ病院に行ったところで、待ち時間一時間、診察五分で終わって薬をもらうだけだから」と思い込んでいないでしょうか。残念ながらそうした病院が多いのは確かなことで、それが「多少体調が悪くても病院に行かず市販薬でしのいでしまう」という人を増やし、ますます体調を悪化させる原因になっているのかもしれません。

こうした例のほとんどはいわゆる普通の病院、つまり西洋医学で診てもらったケースです。しかし、体調が悪いときに受診するのは西洋医学の病院と決まっているわけではありません。治療方法はひとつではないのです。

次にあげるのは、ある症例に対して医療従事者（西洋医学）と代替療法やセラピーを行う専門家に「自分ならどう対応するか」を考えてもらった結果です。自分ならどうするか、またはどうしてほしいかを考えながら読んでください。

〈症例〉

患者：四〇代男性

主な訴え：不眠、うつ状態

〈経緯〉
大手企業勤務。責任者として勤務していた工場が閉鎖となり、早期退職を勧められるが拒否。すると窓のない部署に異動させられた。そこはいわゆる追い出し部屋、リストラ部屋と呼ばれる部署で、通常の業務とは関係のない無意味な作業を一人で延々とさせられることになった。最初の数日は反発心もあったが、次第に気力が失せてきて作業の手が止まることが増えてきた。昼食時も部屋から出られないため食欲がわかず、帰宅してからも食事がのどを通らない。眠れない日が増えてきて心療内科を受診。抗うつ剤、睡眠導入剤などを処方されるも症状は悪化の一途をたどり、自殺も考えるようになった。

A＝医療従事者の対応・意見

・学会や厚生労働省のガイドラインに沿った治療を行う
・エビデンスに基づいた薬剤を検討し、処方する
・最新の論文を検索し、治療法を選出する

B＝代替療法家、セラピストの対応・意見
・ハーブ、アロマセラピー、マッサージなど自分の専門分野での療法を提供

Ａは統計的にも正しく科学的根拠に基づいた治療を受けられるメリットがあるのですが、この症例ではすでにそうした治療を受けているにもかかわらず効果が上がっていません。薬を変更して目覚ましい効果が得られるのか？　ますます希死念慮が強くならないか？　本人だけでなく家族も不安でしょう。

一方Ｂは科学的根拠が不確かなものの、体への影響が穏やかだというメリットがありそうです。とはいえ、もしも内臓に異変が生じるなど目に見えない部分で病が進行していた場合、発見が遅くなる可能性が捨てきれません。どちらも一長一短なのです。

この調査のおもしろいところは、両極端の意見が出ることが最初からわかっている二者に意見を聞くだけでなく、なんと小学生のグループにも意見を聞いたというところ。小学生たちはこの症例を聞いてディスカッションしたそうです。その結果が、次の通りです。

C＝小学生たちの意見

・この人に別の仕事を紹介しよう
・仕事をやめて空気のいいところでゆっくり休ませよう
・収入がなくなってしまい生活に困るのなら、地域で家族のサポートをしよう

この小学生たちの意見は、まさに「社会のつながりの中で病を治していく」という、社会的処方と言えるでしょう。

こうして三つの異なるアプローチ法を見ていると、真に体を治すとは何なのかと考えずにいられなくなります。Aの方法もBの方法も間違いではありません。しかし、もし自分がこの症例と同じ状態になったら、Cの方法で寄り添ってもらえることを望むのではないでしょうか。

多くの人は体調を崩した場合、Aの西洋医学的アプローチ以外は思い浮かばないかもしれません。だからこそ、「病院に行かなくてもいい」という結論を下してしまうのでしょう。しかし、実際はBの方法も、Cの方法もあることを知ってほしいのです。そして、

自分の体と健康を改めて見つめ直してほしいと願ってやみません。

健康は経営と同じだと考える

どんなに具合が悪くても過労やストレスが原因だと思うと、「大したことはない」と放置してしまう。それはもしかすると日本人ビジネスパーソンの習性かもしれません。どうせ病院に行ったところで、わかりきっている過労やストレスを指摘されるだけだとか、薬をたくさん処方されるだけだとか、病院に行かない理由はさまざまですが、前項で説明したような西洋医学以外のアプローチを検討することもしない、そしてどんどん状態を悪化させてしまう人が多すぎます。仕事が忙しくストレスを抱えてしまうのは働いている以上仕方ない、言ってみれば宿命のようなものだと思い込んでいるのかもしれません。

もしかすると、社会全体がそう思うように仕向けているため、過労やストレスによる辛さを口にしにくくなっているという可能性もあります。しかしながら、頭では「ビジネスパーソンの宿命だから」と思っていても、体は正直に辛さを訴えています。それが頭痛や胃痛であり、不眠です。それでもなお、その訴えに目を向けようとせず「仕方がない」「これが普通だから」と言い続ける……。私自身、何人もそうした患者さんに出会ってきました。そうした人は、「このままでは病気になる」「いや、すでに半分以上病気と言える」と伝えても、「わかっている」と答えるばかりで聞き入れてくれません。その理由は、「仕事を休むわけにはいかないから」というものがほとんど。「いつか休みがとれたらゆっくり過ごします」という答えを聞くと、「ああ、『いつか』はきっとこないのだろうな」と思ってしまいます。実際に過労やストレスがあって、胃痛やめまい、不眠といった症状が出ているという事実がある、原因である過労やストレスを取り除けばいいこともわかっている、それにもかかわらず何もしないのは、本人も冷静に考えれば理屈に合わないことだとわかっているのではないでしょうか。

そうした方に考えてみてほしいのが、「あなたが『体』という総合商社のオーナーだったらどうしますか?」ということです。

総合商社は石油に関する部署、食に関連する部署、航空機を扱う部署など、さまざまな部門がそれぞれ活動し取引を行うことで業績を上げ、企業活動を維持しています。また、どこに本社を置くのかも重要な決断です。それだけでなく、気候変動や人権問題など世界的な社会課題が顕在化しているいまの時代は、ESG（「Environment〈環境〉」「Social〈社会〉」「Governance〈ガバナンス、内部統治〉」）の観点も欠かせません。

その一方で、会社のオーナーが各部署の実務に関わることはありません。それぞれの責任者に全権を任せて日夜働いてもらっているのが実情ですが、だからといってオーナーが各部署の現状にまったく目を向けなかったらどうでしょう。

もしかすると取引先と重大なトラブルを起こしているかもしれないし、内部で不正が進行しているかもしれません。そうした内情に目を向けず、オーナーがその立場を使って会社の資産を好き勝手に使っていたり、売り上げが落ちているのに新たな投資をしたりしていたら、会社の業績は傾き、あげくに倒産してしまいかねません。オーナーなら、それぞれの部署がいまどういう仕事をしていてどういう状態にあるかを正確に把握したうえで、人事を刷新する、設備を新しくする、取引先を変えるなど必要な措置を講じなければなりません。なかには、部署を縮小させる、第一線で活躍している社員を休ませるといった思い切った手立てが必要になることもあるでしょう。自分の会社の存続がかかっているとき、「オーナーは経営に関わらなくていい」と鷹揚に構えている場合ではないのは明らかです。

体に置き換えるとどうでしょう。体は自分でコントロールしているものだと思っているのかもしれませんが、実はそうではありません。消化を司る胃や腸、飲んだアルコールの分解や有害物質の解毒を担当する肝臓、とくに意識することなく呼吸を行う肺や全身に血液を巡らせて生命を維持する心臓、さまざまな情報処理を行う脳、ウイルスなど外部からの侵入物と戦う免疫系統、体の働きを整える自律神経など、それぞれが違った働きをして体をつくり、健康を維持しています。これは、総合商社に置き換えると「それぞれの部署が専門的な仕事に取り組み、業績を上げている」のと同じ状態です。しかし、企業の業績に上がり下がりがあるように、体調がよいときもあれば悪いときもあります。そして、企業の業績が下がり始めたときにはなんらかの手立てを講じる必要があるように、体調が悪くなったときはなんらかの対策が必要なのです。それを責任を持って行うのが、オーナーの役割ではないでしょうか。体調の悪さを「仕方ない」とか「時間がない」と言って放置している人は、ある部署が取引先と不穏な動きをしているのに「まあ、大丈夫だろう」と放っておくようなもの。大問題になってからあわてても、すでに手遅れなのです。

企業の不正は外部に発見されることはまれで、ほとんどが内部告発といった形で発覚し、社会問題になります。これを未然に防ぐためには、オーナーが内部の動きに目を光らせることが重要になります。そして、ひとたび問題が見つかったら自ら解決に乗り出すべき。それこそがガバナンスではないでしょうか。

これを体に当てはめると、体調の異変がいよいよ放っておけなくなる段階に至ってからやっと病院に行き、あとは医者任せにするのは、企業内で問題が起きたときに、臨時で雇った外部のコンサルタントや弁護士に任せっきりにするようなもの。ほかでもない自分の体のことなのに、あまりにも無責任すぎます。科学的なデータに基づく西洋医学か、薬物を使用しない代替医療か、はたまた周囲の人の協力を得て社会的処方のアプローチをとるか、それは体のオーナーである自分がガバナンスを発揮して選択するべきではないでしょうか。

この話をすると「医学を学んだわけでもない素人なのに」と尻込みする人もいるかもしれませんが、それならせめて日頃から体調をチェックし、相談に乗ってくれるかかりつけ医を持ってほしいと思います。

健康のために取り入れるのはＰＤＣＡのみならずＯＯＤＡ

このように、体調の変化を見過ごしがちなビジネスパーソンは、体を会社に、健康維持をビジネスに置き換えて考えてみると早めの対応がどれほど重要かわかるはずです。

では、具体的な進め方を考えてみましょう。

ビジネスを成功させるためには日々の売り上げを確保することを前提として、最終的な目標を定めることが必要です。健康も同様に、日々の体調を整えることを欠かすことのできない大前提としてほしいと思います。そのうえで最終的に目標とすべきもの、それこそが自分にとって最高で最適、かつ最善の状態であるオプティマムヘルスではないでしょうか。

最終目標を自分の中に設定したら、次に考えるのは「どうすればいまの状態をよりよいものにすることができるか、体調を改善できるか」ということです。

「改善」というキーワードで「ＰＤＣＡサイクル」が浮かんだ方もいると思います。改めて説明するまでもないかもしれませんが、「ＰＤＣＡ」とは「Plan（計画）」「Do（実行）」「Check（検証）」「Action（改善）」の頭文字をとってつくられた言葉で、品質管理や業務管理などを改善するための方法を示しています。サイクルというくらいですから、この四段階を繰り返すことで業務が継続的に改善できるとして一時期盛んに提唱されていました。これを健康改善に取り入れるとなると、「Ｐ＝どのような治療または健康法が適しているかを考える」「Ｄ＝計画に沿って治療または健康法を実行する」「Ｃ＝その方法が自分に合っているか、効果が出ているかを検証する」「Ａ＝計画通りに行えていないこと、効果が出ていないことを調べて改善する」という流れを繰り返し、もっとも自分に合った方法にたどりつくことを目指す、となります。これを実現するには情報をたくさん集めるなど入念に準備し、何回も繰り返し試すことが必要なのですが、たとえ最適解を見つけることができたとしても、時間がかかりすぎて変化する体調に対応できないというデメリットが生じてしまいます。

ビジネスの現場でも「ＰＤＣＡサイクルでは結果が出るまで時間がかかりすぎる」として、「もはや時代遅れ」とまで言われるようになりました。その背景には、テクノロジーの進化によって社会がどんどん複雑になり、将来の予測が難しくなっている状況があります。これを、「Volatility（不安定さ）」「Uncertainty（不確実さ）」「Complexity（複雑さ）」「Ambiguity（曖昧さ）」の頭文字をとって社会の「ＶＵＣＡ《ブーカ》化」と呼びます。先行きが不透明で何が起きるのか予測がつかない時代、計画を立ててから実行し、効果があるかどうかを確かめ、必要な改善をするというＰＤＣＡサイクルは無力化しているのです。

そこで注目を集めるようになったのが、「ＯＯＤＡ《ウーダ》ループ」です。これは「Observe（観察）」「Orient（状況判断）」「Decide（意思決定）」「Act（行動）」の頭文字をとってつくられた言葉で、刻々と変化する状況に対して臨機応変に対応するための手法です。

これを健康に取り入れると、次のようになります。

・O（観察）＝いまの体調を客観的に見る
・O（状況判断）＝観察した結果を分析して自分の体が現在どんな状況なのかを知る
・D（意思決定）＝何をすればいいか、できるだけ具体的に決める
・A（行動）＝決めた方法を実行する

ＰＤＣＡサイクルのように試行錯誤を繰り返して最善の方法を見つけるのではなく、そのときにこれが一番よいと思った方法をすぐに取り入れることで、最大の効果を引き出すことを目指すスピーディーさが特徴です。

たとえば頭がぼーっとするという症状があり、ここ数日の生活を振り返ったところ睡眠不足が続いていることがわかったら、きちんと睡眠をとることがベストだと判断し、休暇をとって何もせず家でゆっくり過ごす。これがＯＯＤＡの考え方です。これに対し

て、同じような症状が出たとき、「風邪かもしれないので薬を買って飲んだほうがいいだろうか」「薬は効果がなかった」「では次はマッサージを受けてみようか」とさまざまな方法を試そうとするのがＰＤＣＡの考え方。これでは時間がかかるばかりでなく、問題の本質から逸れてしまいかねないことがわかります。

医師の診察を受けたにもかかわらず、「医師と相性が悪い」「病院の雰囲気が合わない」「診察結果が信用できない」などと言って別の病院に行くことを繰り返すことをドクターショッピングと呼びます。セカンドオピニオンを受けること自体は決して悪いことではありません。しかし、自分が気に入る医師や治療法を求めてドクターショッピングを繰り返すあまり、治療の機会を逸してしまう人も少なくないのが実態です。

あまりにも情報があふれ、迷いが生じやすい時代ですが、自分の体調や状況をきちんと観察して把握したうえで何をすればいいかを決め、すばやく実行することでオプティマムヘルスを手に入れてほしいと思います。

ＥＳＧを個人に当てはめて考える

オプティマムヘルスを実現するためにＯＯＤＡを取り入れることを提案しましたが、もうひとつ実践してほしいのが、先にも少し触れたＥＳＧという観点です。これは持続可能な社会を実現するため、企業が長期的に成長するために重要な観点を示しています。気候変動や人権問題など、世界的な課題が山積される中、ＥＳＧの観点で配慮ができていない企業は投資家からリスクがあるとみなされます。そのため、企業が生き残るためにはＥＳＧに配慮した取り組みが不可欠だと考えられているのです。

この新しい視点を知ったとき、私は「環境・社会・内部統治」という三つの視点は、オプティマムヘルスを実現するためにも有効だと考えています。具体的には、次のようになります。

・Ｅ（環境）＝生き方と、自分を取り巻く環境を考える
・Ｓ（社会）＝地域社会と積極的に関わりを持ち、貢献する

・G（内部統治）＝個人の心身を理解する

健康は、薬を飲むなどの治療を行って得られるものでもなければ、体によいとされるサプリメントを使用して維持するものでもありません。自然とともにあること、余分なもの・不自然なものを断捨離してよりよい環境を目指すこと、自分が暮らす地域を大切にし貢献して守ること、そしてほかでもない自分の心と体がいまどうなっているかを常に把握したうえで、最善の状態を目指すべく行動すること。この四つの実現を心がけていれば、心身の健康は余計なことをしなくても自然に手に入るのではないでしょうか。

そして、ESGの観点はいまの自分がどういう状態なのかを知るためにも有効です。そのために確認してほしいのが、次にあげる一二の指標によるチェックです。これを行うと、自分に何が足りないのかが一目瞭然でわかります。

やり方を説明しましょう。

①ESGにそったそれぞれの質問に対し、次の五つのうちから当てはまる答えを選び、

ポイントをチェックします。
・まったくその通りだ……5ポイント
・まあまあそうだ……4ポイント
・どちらともいえない……3ポイント
・どちらかといえば違う……2ポイント
・全然違う……1ポイント

問E／環境
・食材やエネルギーなどを自給自足する努力をしている……（　）ポイント
・地球に優しい、負荷の少ない生活をしている……（　）ポイント
・太陽の動き、月齢、四季など自然のリズムに準じた生活をしている（　）ポイント
・自然環境に触れる機会が多い……（　）ポイント
合計……（　）ポイント

問S／社会

・地域社会との関わりが深く、貢献している……………（　）ポイント
・会社や家族、地域に迷惑や負担をかけることは少ない………（　）ポイント
・自分の心身を癒す、リセットできる場所や時間がある…………（　）ポイント
・他人の価値観を尊重しつつ自分の価値観を大切にした行動ができる（　）ポイント
合計……（　）ポイント

問G／内部統治（自分自身の把握と行動）

・自分の健康状態を数値として把握し、活かしている……………（　）ポイント
・自分の目標や方向性が明瞭でそれに合致した仕事や生活をしている（　）ポイント
・自分の長所や短所、得意不得意を把握して生活をしている………（　）ポイント
・生活において優先順位が明瞭で本当に必要か否かが明確である……（　）ポイント
合計……（　）ポイント

②各項目の合計点を出し、188ページのチャートに記入します。次にそれぞれの点を線で結んで三角形をつくりましょう。

このようにして完成した三角形を見て自分に足りない部分がわかったら、OODAを取り入れて改善を目指しましょう。

ESGのセルフチェック

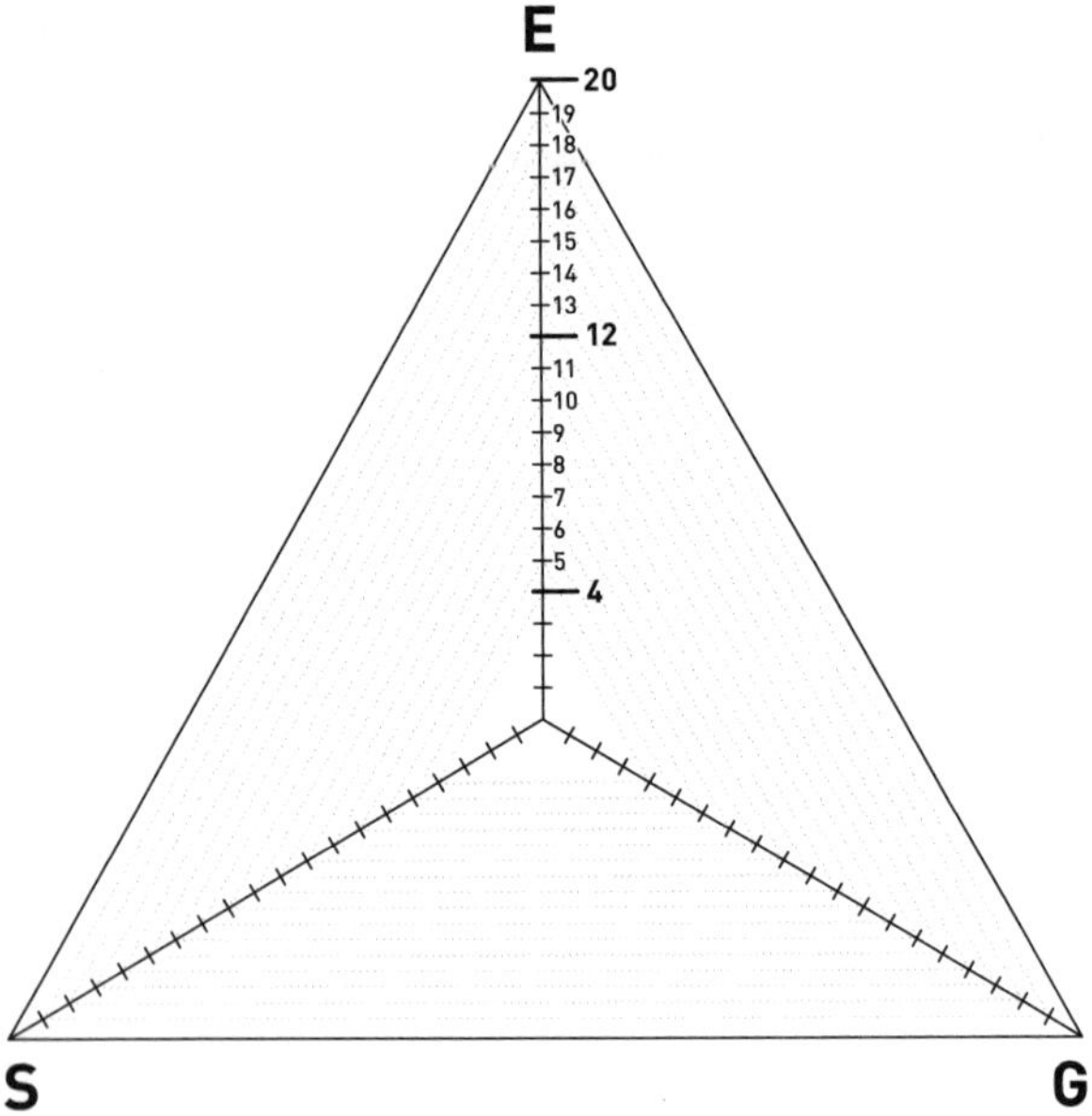

第八章

現代人に必要な自分のためのリトリート

都会からの脱出が始まっている

二〇一九年に突如発生し、その翌年から日本でも猛威をふるった新型コロナウイルスの感染拡大により、私たちの暮らしは一変しました。それまで当たり前だった仕事仲間や友達と楽しむ時間は失われ、大勢の人が集まるイベントも中止が相次ぎました。入学式や卒業式がとりやめになる、修学旅行や運動会がなくなるなどして多くの子供たちの心が傷つけられたのもいたたまれない出来事でした。緊急事態宣言による外出自粛や、時短営業の要請など、世の中がどんどん窮屈になっていき、ストレスをため込む人も増えました。

コロナ禍で起きた悪い出来事を数えればキリがありませんが、唯一よかったことがあったとしたら、それがテレワークの普及ではないでしょうか。

それまで、日本のビジネスパーソンは毎朝決まった時間に満員電車に乗って会社に行き、定時をすぎても働くのが常でした。仕事が終わったあとも接待と称して取引先と飲食をともにしたり、会社の同僚や上司、部下と飲みに行ったりして帰宅するのは夜遅く。

それなのに朝になるといつもと同じ時間に満員電車に乗って会社に行って……という、同じ日々を繰り返すのが日常だった方が大半を占めていたのではないでしょうか。

ところがコロナ禍によりテレワークが広まると、働き方は一変しました。パソコンがあれば会社に行かなくても仕事ができること、メンバーを会議室に招集する必要があった会議もオンライン上で開けること、取引先との打ち合わせもオンラインで済ませられること等々、そのメリットは計り知れません。何より出勤の必要がなくなったことで社員のストレスが激減したという企業も数多くありました。

テレワークが当たり前になると、「もはや地代が高く経費がかさむ首都圏に本社を置く必要はない」と決断する経営者が現れるようになり、実際に地方に移転する企業も登場しました。その代表が、富士山麓に本社を移転した大手芸能事務所と、淡路島に本社を移転させた大手人材派遣会社の例でしょう。

これらは、新型コロナウイルスの感染拡大による緊急事態宣言の発令が相次いだことなどで、本社機能や主要拠点が首都圏に集中することのリスクがあらわになったことが発端かもしれませんが、従業員の通勤負担を減らす、地方に移住することで生活費が削減できる、自然に恵まれた地方で暮らすことにより従業員とその家族の心身の健康を図れる、よりクリエイティブな流れをつくることができるなど多くのメリットがあることがわかったゆえの決断と考えています。

東京をはじめとする都市部のオフィスを縮小し、地方へと脱出する企業は、これからますます増えていくのではないでしょうか。

若者の四割が地方移住を目指している

コロナ禍により新しい働き方として定着したかに見えるテレワークですが、導入が難しい業種があるのも事実で、実際に出勤しない働き方を経験したのはすべての働く人の三四・六パーセントだという調査結果があります。さらに、「今回の感染拡大前に比べて、ご自身の『仕事と生活のどちらを重視したいか』という意識に変化はありましたか」という質問について、通常通りの勤務をした人の五五・一パーセントが「変わらない」

と答えたのに対し、テレワーク経験者の六四・二パーセントが「生活を重視するように変化した」と答えているのも注目すべき点です。

さらに「今回の感染症の影響下において、地方移住への関心に変化はありましたか」という質問に「関心が高くなった」「関心がやや高くなった」と答えている人は、通常通りの勤務をした人が全体の一〇パーセントにすぎないのに対し、テレワーク経験者は二四・六パーセントと、倍以上になっています。この傾向は若い世代ほど強く、二〇代の約四割が、コロナ禍で地方移住の関心が高くなったと回答しているのです（内閣府「新型コロナウイルス感染症の影響下における生活意識・行動の変化に関する調査」より）。

こうした若い世代の思いを反映してか、人里離れた山奥に住む人の暮らしぶりを見せる、休日の楽しみ方としてキャンプやグランピングなど自然の中に入っていく趣味を紹介するなど、自然環境が豊かな田舎がフィーチャーされるテレビ番組や雑誌、ネット記事をよく見かけるようになりました。さらに報道番組でも企業の地方移転のニュースや、「ワーク」と「バケーション」を組み合わせた「ワーケーション」という新しい生活スタイルが生まれていることなどを伝えていますし、田舎暮らしをする芸能人が増えているのも、若者の意識に影響を与えているのかもしれません。

長らく「自然欠乏症候群が現代人の心身を痛めつけている」と警鐘を鳴らし、人間が生きていくためには自然が必要だと私は訴えてきましたが、奇しくもコロナ禍によって多くの人が、本能的に同じことに気づいたのではないでしょうか。そうした人たちが口にする「コロナ禍で感じたこと、気づいたこと」をまとめると、次のようになりました。

- 満員電車には嫌気が差した
- 無機質な環境から逃げ出したい
- いまの仕事のやり方に疑問を持った
- 仕事の減少が急激で驚いた
- 物事の優先順位に関心を持った
- 友達と飲食に行きたい
- 自然の中でくつろぎたい
- 海や山に行きたい

いままでは当たり前のこととして受け入れてきた満員電車や人工物で囲まれた職場環境、そしてクタクタになるまで働くという仕事最優先の生活スタイルが異様なものだと気づき、しかも息抜きで友達と飲食もできない日々に疑問を持った結果、気持ちが自然に向かっている様子がうかがえます。

しかし、現実問題として都会の住まいを引き払い、地方に移住するのは大きな決断が伴います。移り住んだ先に仕事はあるのか、長年にわたって築き上げた仕事の人脈や地域の人とのつながりを断ち切っていいのか、迷いや不安が尽きないでしょう。かといって、都会での生活や仕事のやり方に疑問が生まれてしまったあととなっては、その思いに蓋をしていままで通りの生活や仕事をすることは、よりストレスを深める原因となってしまいます。

そうした都会人に私が勧めたいのが、リトリートです。

コロナ禍で始まった行動変容とリトリート

リトリートという言葉をインターネットで検索すると、ホテルや旅行業者のページタイトルが並びます。使い方は若干ニュアンスが変わるのですが、だいたい「リラックスできる旅先で心身を癒やす」といった意味で使われることが多いようです。

リトリート（retreat）の語源は「retreatment」。本来は「転地療養」を指す言葉ですが、そこから「避難所」「隠れ家」と意味が拡がりました。この言葉が示すように、リトリートとは単に日頃の疲れをリフレッシュするための旅のことではありません。都会での忙しくストレスでいっぱいの日常から距離をおき、心身を癒やして自分を取り戻すこと。そしてそうした場所と、そこで休養をとる時間そのものを指しています。

つまり、リトリートにはストレスが多く心身を傷めつける都会での日常からの「疎開」、さらにそこで自分を癒やし、英気を養う「養生」の意味があるということは、ぜひ知ってほしいと思います。先に述べたように、リトリートは新しい旅のスタイルとして紹介されることが多いのですが、旅行という非日常でリフレッシュするだけでなく、都会と地方の二拠点生活をする、週末疎開をする、地方移住などもリトリートです。

要するに、都会とは違う自然の多い土地に、休養がとれる自分の場所をつくることがリトリートの本質だと言えるでしょう。

リトリートが注目されるようになったのは、東日本大震災、そしてコロナ禍が大きなきっかけなのは間違いありません。改めて言うまでもありませんが、コロナ禍はすべての人に困難をもたらしました。経済活動はもちろんのこと、親しい人とのふれあいが断ち切られることによる孤独感、未来が見えない閉塞感など、次々と襲いかかる苦難に心身ともに疲弊した人は少なくありません。

心理学で説かれている悲劇や困難に直面したときの心情変化を、コロナ禍に当てはめてみましょう。

①当惑（思考や感情の嵐による混乱）……コロナ禍により当たり前の日常が失われた戸惑いと受け入れられない気持ちが渦巻く

②否認（新しい現実の拒絶）……緊急事態宣言、自粛要請、マスクの着用や三密回避など新しい習慣に対する拒否感

③不満（新しい現実への不平不満）……長引く自粛生活に対する不満や怒り

④受容（新しい現実への段階的許容）……緊急事態宣言による息苦しさにも慣れてきて仕方ないと思えるようになる

⑤開拓（新しい現実への前向きな一歩）……自粛生活の中でも楽しみを見つけようと思うようになる

⑥学習（効果的な行動への発展）……限られた中で楽しむのではなく、新しい何かを模索するようになる

⑦統合（目標と優先事項の再構築）……新たな目標を見つけ、それに向かって少しずつ動き始める

困難が大きければ大きいほど、強いストレスが生じます。しかし、時間が経つにつれ、受け止め方に変化が生まれ、次第に順応していけるようになります。それは自分の心が

壊れてしまうのを防ぐための防衛本能なのかもしれません。段階を踏んで変わっていく心を受け入れることは、自分自身について学ぶことだと言い換えることができます。

そうしたとき、何ができるのか、何がしたいのかを考えると、誰かに押しつけられたものではない、自分自身の行動変容を実現することができるのではないでしょうか。リトリートは変化を受け止め、行動変容を促す実践の場になると私は考えています。

本書でも繰り返し説明したように、自然とほど遠い環境で暮らす都会の生活は常にストレスに満ちています。コロナ禍で始まった行動の制限は、都会生活特有のストレスをさらに増強してしまいました。そうした環境では心情の変化も、①当惑から③不満の間を行き来するばかりで、④受容から⑦統合に至ることができにくくなります。

日の当たらない暗い部屋に閉じこもっていると悪いことばかり考えてしまう、というのに似た状況だと言えるかもしれません。そうしたときは窓を開けて太陽の光を浴びながら外の空気を吸うこと、できれば外に出て緑の多い公園を散策すること。それだけで心のモヤモヤが晴れて希望が見えるという経験は、誰しも一度はあるのではないでしょうか。リトリートはそれと同じ、いやそれよりずっと大きな効果があります。

「こういう毎日でいいのだろうか？」「こういう生き方でいいのだろうか？」。こうした疑問と無縁ではいられない現代人にとって、日常生活から離れて自分を取り戻すリトリートは、もはや不可欠なのです。

ウェルネスを実現するために必要なこと

このところ「ウェルネス」という言葉をよく耳にするのではないでしょうか。ウェルネスとは、健康をより広義に捉えた概念で、琉球大学でウェルネス研究分野の代表を務める荒川雅志教授は「身体の健康、精神の健康、環境の健康、社会的健康を基盤にして、豊かな人生をデザインしていく、自己実現」と定義づけています。体の健康は前提条件として持ったうえで、不安やストレスがなく、人間関係でも満たされ、社会的にも認められる、輝くばかりに充実した状態、それがウェルネスです。ウェルネスを実現すること、それはまさに人生の目標と言ってもいいかもしれません。

三つの循環

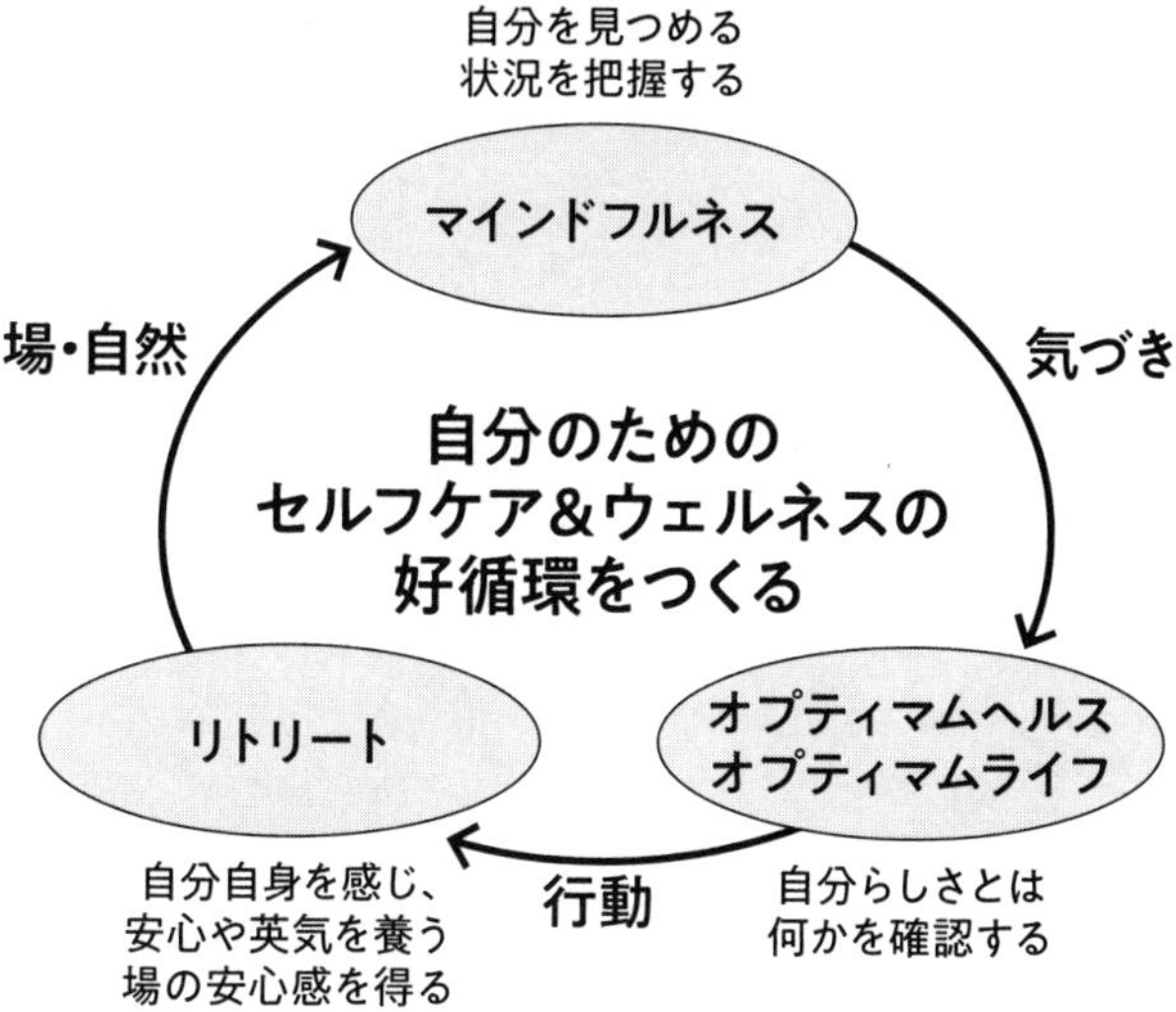

都会での多忙な日常に心身をすり減らしている現代人がウェルネスを手に入れるには、まず都会から離れて自分自身を癒やし、健康を含めて本来の自分を取り戻すことが不可欠です。そのうえで自分を見つめ、自分らしさとは何かを見つけることができたら英気を養い、再び自分を見つめる。

この循環を繰り返すことにより、疲れ果てた自分を癒やすセルフケアが実現し、自分だけのウェルネスを手に入れることができるのではないでしょうか。

この循環をまとめたのが、前ページの図です。日常を離れてリトリートに行くことによって自分自身を感じ、心の奥底に入るマインドフルネスによって自分を見つめます。すると、自分にとっての最善の健康、オプティマムヘルス、そして自分だけの最善の人生、オプティマムライフに気づくことができます。そうすれば、これから何をするべきかがわかり、行動を起こすことができます。それは都会を離れて自然とともに生きる日々かもしれないし、都会との二拠点生活を始めることかもしれません。自分のためのリトリートを見つけることで、さらに心身は癒され、解放されていくことでしょう。

自分に合ったリトリートを探す

テレワークの普及やコロナ禍による行動変容により地方移住の機運が高まっているため、さまざまな特典をつけて移住者を募集する地方自治体が増えています。しかし、その実情を詳しく調べると、都会からの移住者がその地に根付いて定住する幸運なケースがある一方で、二年と待たずに再び移転してしまう例があることに気づかされます。

一概には言えませんが、これは移住者と受け入れ先のミスマッチが引き起こした悲劇のように思えてなりません。移住者が定着するための受け入れ先の努力も必要ですが、地域住民となじむ努力をしたのか、それ以前に自分がどのような場所に住みたいかを考え、よく検討した結果で移住先を決めたのかなど、移住者も準備と覚悟が欠かせないのが地方移住ではないかと思います。

リトリートにも同じことが言えます。「ストレスに満ちた都会からの避難所としてリトリートを行うことが現代人に必要」と説きましたが、当然どこでもよいというわけではありません。何より、自分に合ったリトリートを探すことが重要です。そのために見落としてはならない大切な点をあげてみましょう。

●優先順位を明確にする

ほかの誰かにとっての素晴らしい場所が、自分にとってもよい場所とは限りません。

たとえば二拠点生活をしたいから首都圏から離れすぎていないことが重要とか、海が見える場所がいいとか、あるいは絶対に近くに温泉が欲しいとか、自分にとっての譲れない条件をはっきりさせましょう。そのうえで、家屋は古くてもいいなど譲歩できる点も明確にすることが重要です。

●自分自身に合っているかを確認する

都会でのストレスから離れるためのリトリートなのに、そこで新たなストレスを抱えては意味がありません。たとえば自然を楽しみたいけれど、虫がいるのはどうしても我慢できないなど、自分自身に合わない場所は避けるべきでしょう。

●得意分野、好きなことを活かす

たとえばガーデニングが好きなら畑がつくれるような広い土地を、ＤＩＹが好きなら古い家を自分でリフォームするなど、その土地で情熱を持って取り組めることがあれば、より充実した暮らしができるに違いありません。

●未開の地よりコミュニティを大切に

都会生活をしていると、「煩わしい人間関係から離れたい」と思う気持ちはよくわかります。しかし、人里離れた地では誰の助けを借りることもできず、たちまち生活が行き詰まってしまいかねません。自然にあふれた環境では、地域コミュニティによる助け合いが欠かせないということを、どうぞお忘れなく。

これらを踏まえたうえで、自分に合ったリトリートを見つけるための一〇の視点をお伝えしましょう。

①山と海

自分にとって好ましい自然は山と海のどちらなのか

②定住か二拠点生活か

都会から完全に生活拠点を移すのか、週末や休暇を過ごす場所をつくるのか

③孤独と集団

一人（または家族）で過ごしたいのか、仲間と過ごしたいのか

④運営・経営と休暇・気分転換

新たな経済活動を始めたいのか、休養のみか

⑤居住単独と居住＋α

居住が目的か、そこで何か生産的な活動をするのか

⑥地域コミュニティとの接点

地域コミュニティに溶け込めそうか

⑦公共交通機関の有無

電車やバスなどが整備されていることを条件とするか、自家用車のみでよしとするか

⑧故郷の有無

都会以外の故郷があるか。さらに故郷をリトリート先とするかどうか

⑨世代や家族の状況

子供がいる場合は近隣に学校や保育園があるかどうか

⑩農業・アウトドア経験の有無と程度
自然の中で暮らしていける技術があるか

リトリートで「生きがい」を見つける

私がここまで注意を促すのは、リトリートの見つけ方次第でそれが大きな後悔にも生きがいにもなると考えるからです。

日々の生活を離れ、旅先でゆったりとした癒しの時間を持つというリトリートなら、場所の選択を誤っても「今回は失敗だった」と反省し、次回に役立てればいいのですが、自分の拠点としての隠れ家をつくるとなるとそうはいきません。

田舎ならではの不便さを楽しむ余裕がないケースもあるでしょうし、地域コミュニティになじめず人間関係に疲れてしまうという場合もあるかもしれません。気候に関するリサーチ不足が思わぬ苦労を招くこともあります。思った以上に雪が積もる、湿気が多く住居にカビが発生するなどはその代表例です。これらの失敗は、しっかりと事前に調べていれば防げるはずですが、反省するより前に「やっぱり田舎暮らしはだめ、自分に合わない」と決めつけてしまいかねません。そんな残念な結果にならないよう、自分がリトリートに何を求めているのか、どんな場所がいいのかを熟考してほしいと思います。

自分にとって最適な場所を見つけることができれば、そこで得られるのは心身の癒し、自然とともに生きる喜びだけではありません。私は、リトリートで「生きがい」に出会ってほしい、それが叶えられるリトリートを目指してほしいと願っているのです。

「生きがい」は、私たち日本人にとってはなじみ深い言葉ですが、その一方でその意味について深く考えたことは少ないのではないでしょうか。

いま、欧米で「ikigai」という日本語が広まっていることをご存じでしょうか。

そのきっかけとなったのはアメリカのコンサルタント、マーク・ウィン氏。彼は日本独自の「生きがい」を「個人的な喜びと社会への貢献が合致したところに生まれた幸福」と解釈し、次ページの図を用いて「ikigai」の意義を説明しました。

「ikigai」とは何か

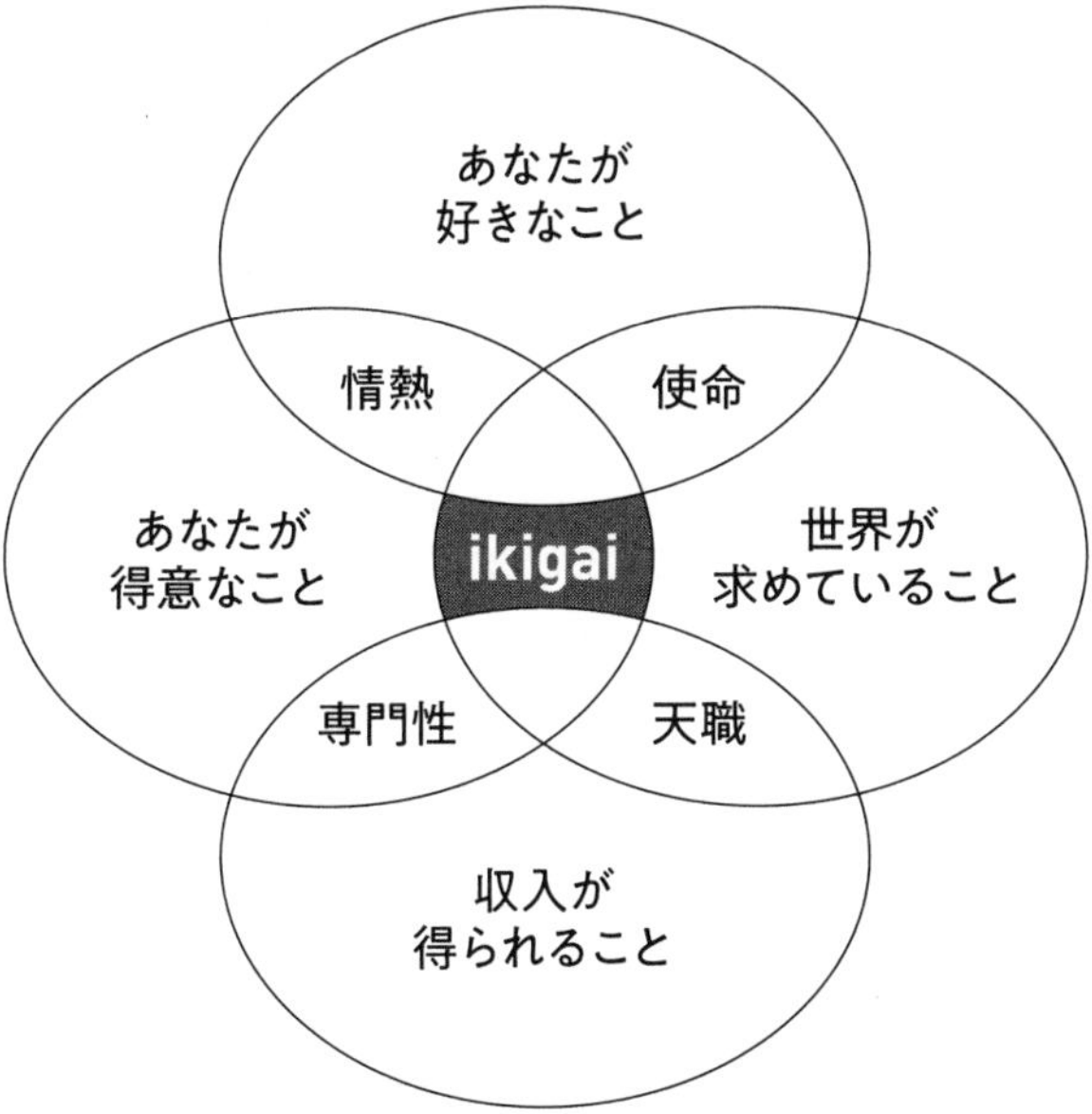

好きなことと得意なことが重なると「情熱」が生まれ、
得意なことと収入が得られることが重なると「専門性」が生まれ
収入が得られることと世界が求めていることが重なると「天職」になり、
世界が求めていることと好きなことが重なれば「使命」となり、
そのすべてが合致することが「ikigai」となる。

「ikigai」はどのような場所でも得ることはできます。しかし、都会でのあわただしい生活では好きなことをする時間がとりづらく、日々の経済活動で得意なことを発揮することも難しいのが現実ではないでしょうか。何より、都会での生活につきまとう不自然さや心身に入り込む余分なものが心身を傷つけ、自分にとっての最高の健康、オプティマムヘルスから離れてしまいます。

私は、「ikigai」の構成要素としてもっとも必要なものが、オプティマムヘルスだと考えます。

自分自身が最高の健康状態であること、最善の生き方をしていること。そして同時にほかの人のオプティマムヘルスも受け入れられること。それが完成しているからこそ、好きなこと、得意なこと、収入が得られること、世界が求めていることを見つけることができ、「ikigai」を見出すことができるのではないでしょうか。

「自然の中でしか、人は幸せになれない」とまで言うつもりはありません。しかし、自然が足りない状態では人間の心身は少しずつ疲弊し、傷つけられてしまいます。病名のつかない不調や下を向きがちな心は、自分の中に自然が欠乏している証拠です。とはいえ、もはや現代人が文明を捨てて自然とともに生きることは、ほとんど不可能と言えるでしょう。だからこそ、現代人には蘇る場としてのリトリートが必要なのです。

より多くの方がいまの暮らしをもう一度見つめ直し、リトリートを通じてオプティマムヘルスを手に入れることを願ってやみません。

おわりに

人口密度の高い東京から富士山麓朝霧高原に移住して、一五年が経ちました。深夜まで働き、心身ともにボロボロになっていた都会での日々は、まるで遠い幻のように思えます。

日の出とともに行動を開始し、西の山々に日が落ちるとその日を終了させる。そして休日には家や土地の手入れをする。自然との暮らしは楽なことばかりではなく、ときに厳しく、過酷です。しかし、あたたかな日差しや季節のうつろいといった「自然」そのものを与えてくれます。それらは人の働きかけによって「恵み」にもなれば「災厄」にもなります。だからこそ、自然の中では人は謙虚に、懸命に動くしかありません。しかし、どんなに動いても、泥だらけになって働いても、そこで感じる「疲れ」は都会で感じたものとはまったく別物で、とても爽やかで晴れ晴れとしています。

地域医療に従事する一方で滞在型の養生施設をつくり、アクティブに自然と過ごす施設をつくり……とやりたいことは次々浮かんできます。最近も屋内型菜園スタジオ「YAOYA LAB.」の試みを始め、日本ミツバチの飼育や不耕起水田、発酵倉庫と次々に新たな構想が湧き、挑戦を続けています。

自然によって自分自身が癒やされ、養われていることを実感する日々を通じて、「健康」についての考え方がどんどん更新されていくのを感じます。

東京の病院で忙しく働いていたとき、健康とはすなわち病気ではないことでした。そして医師として病気を治すための方法を学び、実践していました。

しかし、病気を治す手立てが体を傷めつけることもあります。あふれかえる情報に呑み込まれ、健康のためと称して体によくないものを次々取り込んでいる人も、たくさん見てきました。

健康とは、体についた「病気」という汚れを落とせばいいというものではありません。体が元気なのはもちろん、精神的にも元気でストレスなどネガティブなものがなく、所属するコミュニティで健全な人間関係を結ぶことができているという実感があり、さらに自分の体のことは自分が一番よくわかっているという自信があること。それが「健康」なのだと痛感します。

そして、それこそが本書のテーマ、「オプティマムヘルス」なのです。オプティマムヘルスには、確固たるゴールがあるわけではありません。「この数値になれば合格」といった指針があるわけでもないし、「こういう姿になれば実現できた証拠」という目標もありません。なぜなら、それは人によって異なるからです。

ある人にとっては、オプティマムヘルスは大勢の人に尊敬されながらバリバリ働くことかもしれません。またある人にとっては、子供たちと走りまわる体力を維持することかもしれません。肉や魚など動物性タンパク質で元気になれる人もいれば、野菜や穀物で体が調う人もいるなど、人の体は千差万別、オプティマムヘルスも人によってまったく異なります。

だから、自分の心身のことを人任せにせず、体のオーナーである自分自身がそのときどきの調子に合わせてコントロールしていくこと、それができるという自信を持つことが大切なのです。

それができるようになれば、きっと充実した人生が送れるのではないかと、私は考えています。

この本を読んだ方が周囲に惑わされることなく、オプティマムヘルスを実現してくれることを願ってやみません。

そして、読者の方々に、私が敬愛する亡き樹木希林さんの言葉を贈ります。

おごらず、他人《ひと》と比べず、面白がって、平気に生きればいい。

そうすればオプティマムヘルスはきっとあなたのものになるはずです。

二〇二一年一二月吉日

山本竜隆

「オプティマムヘルス」のつくり方

健康を実感できない日本人のための究極の処方箋

著者　山本竜隆

２０２２年１月５日　初版発行

山本竜隆（やまもと・たつたか）
１９６６年神奈川県生まれ。聖マリアンナ医科大学卒業、昭和大学大学院医学研究科修了。米国アリゾナ大学医学部統合医療プログラム Associate Fellowをアジアで初めて修了。統合医療ビレッジグループ総院長、中伊豆温泉病院内科医長、小糸製作所静岡工場診療所所長・産業医などを歴任。現在は富士山麓で朝霧高原診療所、および各2万坪の自然環境の中にある滞在施設「日月倶楽部」「富士山靜養園」の3施設からなるWELLNESS UNIONの代表として活動している。昭和大学医学部客員教授、日本統合医療学会理事、日本ホリスティック医学協会理事なども務める。著書に『食べもので「体の不調」を治す本』（アスコム）、『自然欠乏症候群』（ワニブックス【ＰＬＵＳ】新書）などがある。

発行者　佐藤俊彦
発行所　株式会社ワニ・プラス
〒１５０－８４８２
東京都渋谷区恵比寿４－４－９　えびす大黒ビル７Ｆ
電話　０３－５４４９－２１７１（編集）

発売元　株式会社ワニブックス
〒１５０－８４８２
東京都渋谷区恵比寿４－４－９　えびす大黒ビル
電話　０３－５４４９－２７１１（代表）

装丁　橘田浩志（アティック）、柏原宗績
編集協力　堀田康子
ＤＴＰ　小田光美（オフィスメイプル）
印刷・製本所　大日本印刷株式会社

ISBN 978-4-8470-6190-5
ワニブックスＨＰ　https://www.wani.co.jp